医学科普漫画

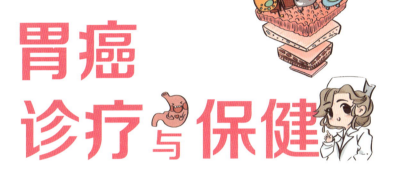

胃癌
诊疗与保健

主　　审　李国新　张小田

主　　编　陈韬　甄莉

副主编　朱煜　袁健瑜　甘海宁

编　　者　（按姓氏笔画排序）

　　　　　甘海宁　达芬琪　朱煜　李循骏　陈韬

　　　　　陈豪　武靖　罗晟威　袁健瑜　梁炜祺

　　　　　甄莉　蔡文怡　戴辉

绘　　图　（按姓氏笔画排序）

　　　　　邓明璐　邱佳韵　林堰　罗晟威　袁健瑜

人民卫生出版社
·北　京·

图书在版编目（CIP）数据

胃癌诊疗与保健 / 陈韬，甄莉主编. -- 北京：人民卫生出版社，2025．4．--（医学科普漫画）. -- ISBN 978-7-117-37675-4

Ⅰ. R735.2-49

中国国家版本馆 CIP 数据核字第 2025MY7080 号

| 人卫智网 | www.ipmph.com | 医学教育、学术、考试、健康，购书智慧智能综合服务平台 |
| 人卫官网 | www.pmph.com | 人卫官方资讯发布平台 |

医学科普漫画：胃癌诊疗与保健

Yixue Kepu Manhua：Wei'ai Zhenliao yu Baojian

主　　编：陈　韬　甄　莉
出版发行：人民卫生出版社（中继线 010-59780011）
地　　址：北京市朝阳区潘家园南里 19 号
邮　　编：100021
E - mail：pmph @ pmph.com
购书热线：010-59787592　010-59787584　010-65264830
印　　刷：北京顶佳世纪印刷有限公司
经　　销：新华书店
开　　本：889×1194　1/32　印张：4
字　　数：74 千字
版　　次：2025 年 4 月第 1 版
印　　次：2025 年 4 月第 1 次印刷
标准书号：ISBN 978-7-117-37675-4
定　　价：59.90 元

打击盗版举报电话：010-59787491　E-mail: WQ @ pmph.com
质量问题联系电话：010-59787234　E-mail: zhiliang @ pmph.com
数字融合服务电话：4001118166　E-mail: zengzhi @ pmph.com

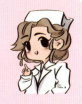

序 言

　　在医学殿堂中，每一份对健康的守护都值得我们全力以赴。作为一名长期在一线从事胰、胃肿瘤防治工作的医务工作者和健康科普创作者，我有幸参与了这本书的审校工作，见证了《医学科普漫画：胃癌诊疗与保健》这本充满人文关怀和生命力量的胃癌防治科普佳作的诞生。

　　当我翻阅这本书的初稿时，就被其深入浅出的内容、生动有趣的案例以及精美的插画深深吸引，感受到作者团队与胃癌多年斗争的艰辛历程与坚守，以及他们对生命的深刻思考。

　　本书在内容编排上独具匠心，极具实用价值。我对书中的胃癌防治知识进行了仔细审阅，书中对于胃癌病因、症状、诊断、治疗等方面的介绍科学严谨、全面细致。特别是在胃癌早期筛查部分，书中通过具体的筛查方法和流程，指导读者如何进行科学筛查，这对于提高胃癌的早期诊断率具有重要意义。从病因与发病机制到预防及筛查，再到治疗与护理，书中所有内容都紧扣主题，层层递进，为读者提供了系统的胃癌防治知识及合理饮食、定期体检等日常生活中可行的预防、保健措施。

在开篇部分，作者通过将盐酸、病原微生物、有毒物质、幽门螺杆菌等致病因子与胃壁抗争的情节拟人化，介绍了胃的基本功能和结构，为读者理解胃癌奠定了基础。在中间部分，作者通过李大爷长期不良的饮食习惯，吸烟、饮酒等不良行为，江湖郎中的诱骗情节以及李大爷女儿来院探望时的规劝，展示了胃癌的发病特点，使这一疾病变得不再抽象和遥远。同时穿插医生的查房互动情节，打破了患者对血清学筛查和内镜筛查的恐惧。

令我印象格外深刻的是小鹏哥的故事，他作为一名迫于生活压力常在公司熬夜加班、不注意规律作息和健康饮食的胃肠道疾病患者，尤为贴近年轻读者的生活。当他出现反酸、腹胀、柏油样便、胃溃疡等症状时，及时前往医院就医。早发现、早治疗，他的经历和选择无疑给许多同样处境的年轻人以希望和勇气。

本书还特别关注了患者的心理健康和术后护理。面对癌症这样的重大疾病，患者和家人都会承受巨大的心理压力。因此，在书中提供了一系列术后护理方案和生活指导，旨在帮助患者和家人更好地应对疾病带来的挑战。这些贴心的建议和实用的指导，无疑为胃癌患者和家人提供了巨大的精神支持和帮助。

可以说书中的每一个案例，都凝聚了作者团队的智慧与汗水。在书中，我既看到了李大爷、小鹏哥和刘叔等患者与胃癌抗争的坚韧和勇气，也感受到了医生及护士等医护人员的专业和对患者的关怀。这些角色的故事，不仅丰富了图书的内容，更让本书成为一部有温度的作品。这种独特的科普风格使得本书在众多科普作品中脱颖而出，让我更加坚信：面对疾病，我们从未孤单。

此外，书中关于发现胃癌后需要做哪些检查、胃癌和胃溃疡有什么区别、胃息肉会癌变吗、什么是淋巴结清扫、早期和中晚期胃癌的生存率如何等内容，无一不触及普通患者的知识盲区，践行了"医学科普，健康守护；知识普及，幸福永驻"的理念，让专业的胃癌防治知识变得触手可及，走进每一位患者和家人心中。

　　总之，本书是一本既具有科学性，又具有艺术性的医学科普作品。它以独特的视角和生动的案例为读者呈现了关于胃癌防治的故事，让读者在了解医学科普知识的同时，也能感受到生命的可贵和人性的光辉。为此，我要向本书的主编陈韬、甄莉教授及其团队表示诚挚的感谢和崇高的敬意，感谢他们为胃癌科普事业作出的杰出贡献。

　　我相信本书将为广大读者带来深刻启示，帮助他们更好地了解和掌握胃癌防治知识，共同守护生命的尊严。愿《医学科普漫画：胃癌诊疗与保健》能够成为您健康路上的良师益友，陪伴您走过每一个春夏秋冬。

中国医学科学院肿瘤医院胰胃外科病区主任
中国抗癌协会肿瘤防治科普专业委员会主任委员
中华医学会《健康世界》副总编辑
田艳涛
2025 年 2 月

前 言

在这个快节奏、高压力的时代，健康问题成为人们日益关注的焦点。我作为一名在胃肠外科一线工作 15 年的医生，更是深切地感受到胃癌对人们健康的严重威胁。《医学科普漫画：胃癌诊疗与保健》这本书的问世，正是为了回应这一挑战。以通俗易懂、图文并茂的形式，与广大读者分享了一份别开生面的胃癌防治"锦囊"。

作为本书的主编，我有幸带领一支专业、富有经验的团队，将我们多年的临床经验和研究成果，以浅显易懂的语言传达给每一位读者。在这本书中，我们不仅详细介绍了胃癌的基本知识，如病因、症状、诊断、治疗方法等，还特别强调了早期筛查的重要性，以及如何通过改变生活习惯来预防胃癌。

值得一提的是，本书采用人物故事的方式，通过李大爷、小鹏哥等不同背景人物的生动案例，让读者能够更加直观地理解胃癌的防治知识。同时，书中还配有大量由我们绘制的原创插图，使得这本书不仅具有科学性，更具有艺术性和可读性。

在本书的编写过程中，我们特别邀请了业界权威专家进行审校，确保了内容的专业性和权威性。衷心希望这本书能够成为医患沟通的桥梁，帮助患者更好地理解胃癌的防治知识，同时也为临床一线医护工作者提供参考。

在本书即将付梓之际，我要感谢每一位参与编写和绘图的团队成员，是他们的辛勤付出让本书得以问世。同时，我也要感谢所有关心和支持本书的朋友们，是你们的关注让这项工作充满了意义。

最后，我要特别感谢科室同事和业界同道，他们的理解和支持是我能够投身医学事业和本书编写工作的强大动力。愿《医学科普漫画：胃癌诊疗与保健》能成为您身边的健康守护者，让我们共同守护"胃"来，守护健康。

南方医科大学南方医院普外科、
胃肠外科副主任医师、教授
南方医院赣州医院（赣州市人民医院）副院长
南方医院赣州医院国家区域消化诊疗中心负责人
陈韬
2025 年 2 月

人设介绍

患者和家属

一天一道腌制菜，癌变找上李大爷。

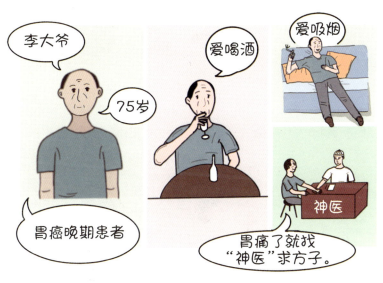

李大爷

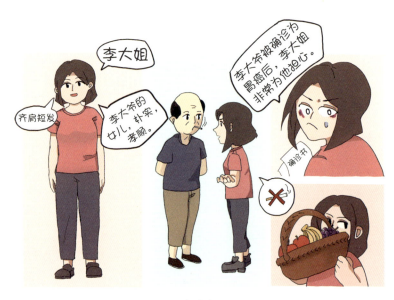

李大姐

奋斗青年小鹏哥，何故胃一天更比一天痛？

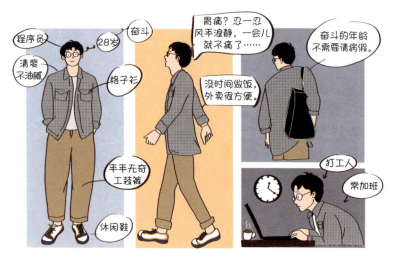

小鹏哥

大叔也怕痛，积极沟通病情很关键。

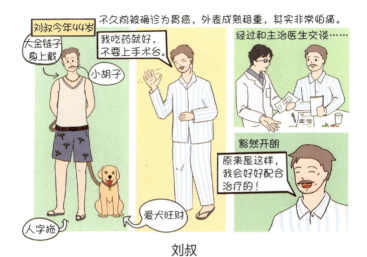

刘叔

医护团队

陈医生

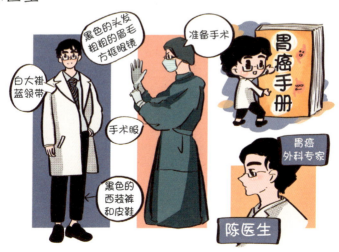

陈医生

小田医生

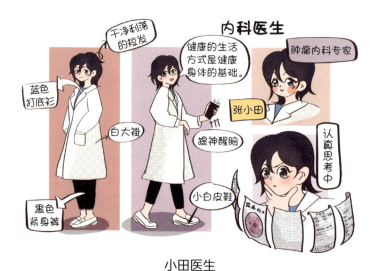

小田医生

护士长

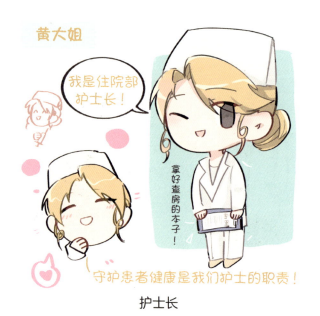

护士长

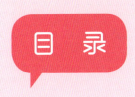

目 录

1　认识胃和胃癌

001

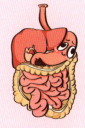

2　胃癌的预防及筛查

012

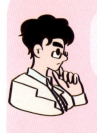

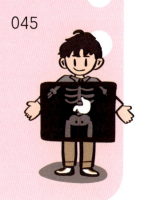

5 胃癌的治疗
053

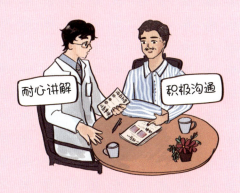

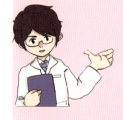

6　胃癌的预后及随访
074

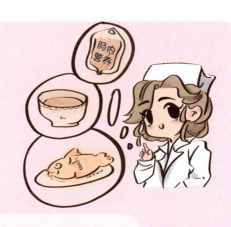

7 胃癌患者的术后护理 080

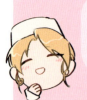

8　胃癌患者化疗后护理
094

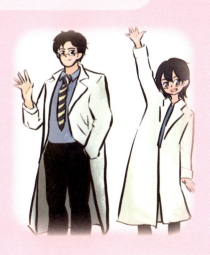

1 认识胃和胃癌

◎ 什么是胃

　　胃一般位于人体的左上腹部，活动度较大，而且形态会因体位、体型和充盈程度等不同而有较大变化。一般成人的胃容量为 1～2L。胃是重要的消化器官，其向上通过贲门连接食管，向下通过幽门和十二指肠相通，可以存储和消化食物。胃具有分泌功能，通过分泌胃液进行化学性消化；此外，还可以通过蠕动让胃液和食物充分混合以及磨碎食物，进而将它们排入十二指肠。

　　胃壁可以分为 4 层，分别是黏膜层、黏膜下层、肌层和浆膜层，其中黏膜层具有大量具备分泌功能的细胞，这些细胞可以分泌盐酸、胃蛋白酶原、内因子、黏液、碳酸氢盐等胃液成分，而黏液和碳酸氢盐结合形成的屏障可以防止胃内高浓度的盐酸、胃蛋白酶、病原微生物及有毒或刺激性物质损害胃本身。此外，胃黏膜还可以合成黏膜保护性分子，修复受损的黏膜，共同维持胃黏膜的正常生理功能。若不良饮食习惯、吸烟、饮酒或幽门螺杆菌感染等致病因素长期存在，一旦打破其自身平衡，便可导致胃相关疾病，其中胃癌是会影响健康及威胁生命的疾病。

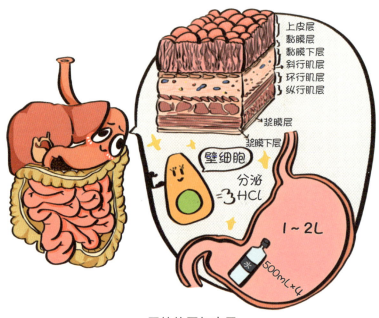

胃的位置与容量

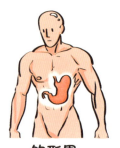

钩形胃
多见于体型中等者

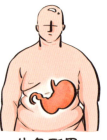

牛角形胃
多见于肥胖者

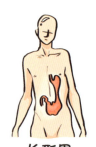

长形胃
多见于体型瘦长者

胃的常见形态

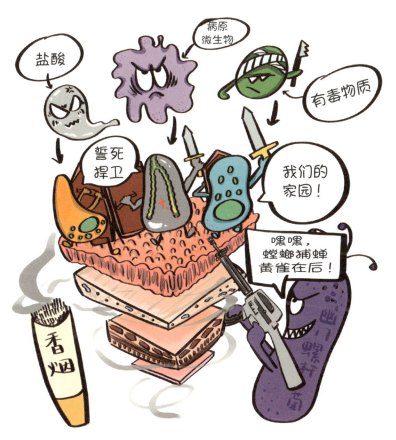

胃黏膜受损示意图

003

◎ 什么是胃癌

　　当胃中的正常细胞生长失控转变为异常细胞时，就会发生胃癌。根据最新的中国肿瘤登记数据显示，胃癌是我国常见的恶性肿瘤，其发病率和病死率分别位居各类肿瘤的第二位和第三位。虽然胃癌近年的发病率较前有所下降，但是仍较高。胃癌的发病率随年龄增长而增加，我国胃癌发病人群主要集中在 55～75 岁年龄段，男性发病率更高，其发病率是女性的 2 倍。大多数早期胃癌患者无明显阳性体征，当出现明显不适就诊时，往往已经处于疾病晚期，这也是导致该病预后较不理想的重要原因，所以早诊断、早治疗是提高胃癌治愈率和生存率的关键。

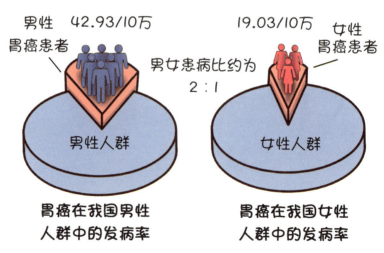

我国胃癌发病率

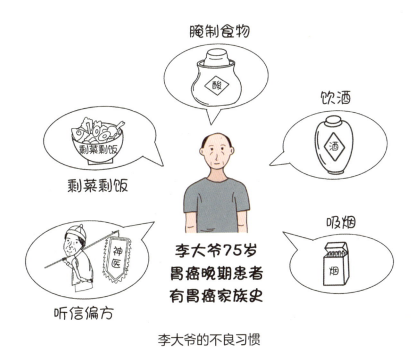

腌制食物

饮酒

剩菜剩饭

吸烟

听信偏方

神医

李大爷75岁
胃癌晚期患者
有胃癌家族史

李大爷的不良习惯

◎ 胃癌的病因有哪些

这天，李大爷的女儿李大姐照常来看望住院的父亲。

胃癌确切的发病因素目前尚未明确，其发生、发展是在多种因素相互作用下形成的结果，以下因素与胃癌的形成存在相关性。

幽门螺杆菌　是诱发胃癌的重要病原体，感染了世界约 50% 的人口，而在中国人群中幽门螺杆菌的感染率同样较高。幽门螺杆菌感染者发生胃癌的风险比未感染者至少高 3 倍。

不良饮食习惯　如长期食用咸菜、腌制食物等含盐量高的食品，其中的硝酸盐经胃内环境作用后转变成致癌物——亚硝胺。新鲜蔬菜、水果摄入较少，加工肉类和烧烤肉类摄入较多等均可增加患胃癌的风险。

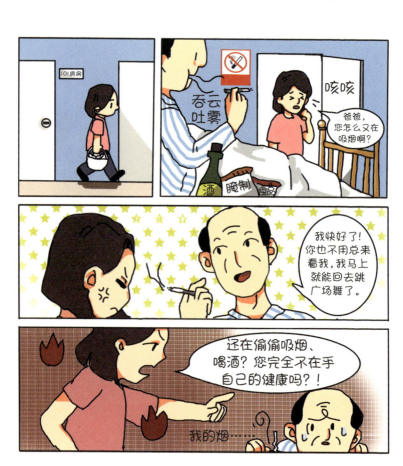

李大姐探望住院的父亲

不良生活习惯　如吸烟、饮酒，会增加胃癌的发病风险。

地理因素 胃癌的发病有明显的地域差异，我国胃癌高发区集中在辽东半岛、山东半岛、华东沿海的江苏、浙江、上海和福建，以及宁夏、甘肃、山西、陕西，怀疑可能与当地的饮食习惯相关。

此外，癌前情况，如胃息肉、肠上皮化生、慢性萎缩性胃炎、胃溃疡、术后残胃、巨大肥厚性胃炎亦有转变成胃癌的危险性。遗传因素也在其中起到一定作用，与胃癌患者有血缘关系的亲属，其胃癌的发病率亦会比普通人群高 2～3 倍。

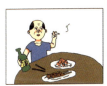

李大爷人生
三大爱好：
吸烟、喝酒、
吃烧烤

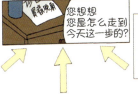

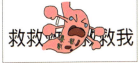

幽门螺杆菌感染是
胃癌的高危因素！

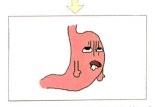

李大爷一次次忽视胃发出的
求救信号，最终胃"罢工"了……

胃癌的风险因素

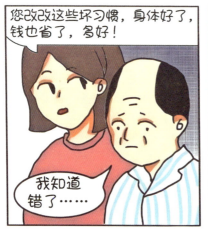

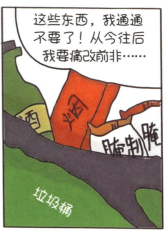

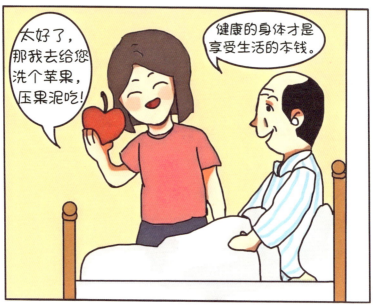

改变不良习惯，拥抱健康生活

◎ 胃癌如何进行分期及分型

胃癌的分期 根据肿瘤侵犯胃壁的深度，主要分为早期胃癌和进展期胃癌。肿瘤局限在胃的表面，即在胃的黏膜层或者黏膜下层内，则属于早期胃癌；进展期胃癌则意味着肿瘤侵犯的深度更深，超过了黏膜下层。进展期胃癌深度超过黏膜下层，已侵入肌层或更深位置。

在医学上还会根据美国癌症联合会（AJCC）和国际抗癌联盟（UICC）制定的 TNM 标准对胃癌进行分期，其中 T（tumor）、N（node）和 M（metastasis）分别代表肿瘤浸润胃壁的深度、淋巴结转移情况以及远处脏器转移情况。根据不同情况组合，胃癌可分为Ⅰ期、Ⅱ期、Ⅲ期、Ⅳ期。

在日常生活中，将肿瘤分为"早期"和"晚期"的说法并不严谨，但为了更易理解，所以有时可将"早期肿瘤"对应为Ⅰ期，"中期肿瘤"对应为Ⅱ期和Ⅲ期，"晚期肿瘤"对应为Ⅳ期。肿瘤的 TNM 分期可为临床医生选择合适的治疗方法提供依据，最大程度地避免不必要的手术，减轻患者的痛苦。

胃癌的分型 在更微观的层面，肿瘤的组织形态存在差异，根据世界卫生组织（WHO）的分类，胃癌的组织类型主要分为腺癌、乳头状腺癌、管状腺癌、黏液腺癌、印戒细胞癌等，胃癌中绝大多数为腺癌。胃癌的组织类型是影响肿瘤生物学行为的重要因素，在一定程度上会影响临床医生的后续治疗决策，并可作为判断病情后续发展的参考因素。

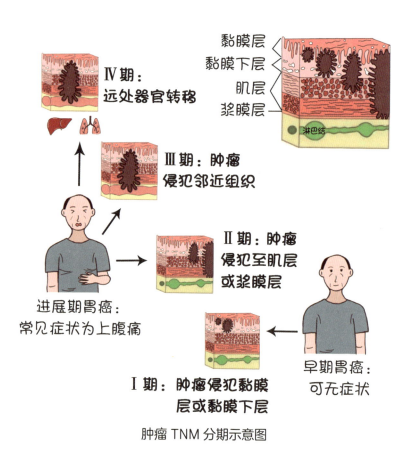

肿瘤 TNM 分期示意图

◎ 什么是消化道重建

　　正常人都具备完整的消化道，从口腔到食管，再到胃，至十二指肠、空肠、回肠、结肠、直肠。胃癌患者经过手术切除了大部分胃或全胃后，医生需要为患者建立新的消化道以延续患者消化道的完整性，使患者术后还能像正常人一样进食、消化、吸收，这种技术被称为"消化道重建"。

消化道重建

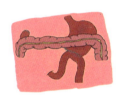
B-Ⅱ式

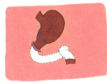
B-Ⅰ式

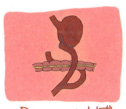
Roux-en-Y式

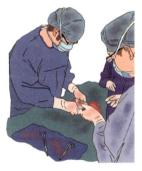

消化道重建

2 胃癌的预防及筛查

◎ 如何预防胃癌

据统计，2015 年我国胃癌新发病例约为 67.9 万例，胃癌死亡病例约为 49.8 万例，疾病经济负担严重，是癌症防治的重点。虽然胃癌的病因还不十分明确，但是可从目前已知的胃癌危险因素着手，降低罹患胃癌的风险，这种方法亦称为一级预防。

已有研究证据显示，胃癌的发生是幽门螺杆菌感染、环境因素和遗传因素等多种因素共同作用的结果，其中约 90% 非贲门部胃癌的发生与幽门螺杆菌感染相关。幽门螺杆菌被世界卫生组织（WHO）定为胃癌的Ⅰ类致癌原。我国成人幽门螺杆菌感染率达 50%，和我国胃癌高发病率存在一定关系。因此，幽门螺杆菌感染是目前预防胃癌最重要且可控的危险因素，根除幽门螺杆菌应成为胃癌的一级预防措施。

限制高盐、腌制食品等的摄入不仅有助于降低胃癌的发病率，而且有助于降低其他心脑血管疾病（如脑卒中和心肌梗死）的发病风险。吸烟、饮酒已经被认为是胃癌的危险因素，戒烟、戒酒可降低罹患胃癌的风险，并带来许多其他健康益处。摄入新鲜水果和蔬菜可能对胃有保护作用，因为水果和蔬菜富含维生素 C、叶酸、类胡萝卜素等物质，这些物质可能通过调节生物代谢抑制癌变。此外，保持良好的作息、积极乐观的心态和坚持适量运动，同样有益胃健康。

◎ 如何早期发现胃癌

目前我国胃癌发病率高、早期诊断率低、病死率高，大家对早期胃癌筛查意识相对薄弱。韩国、日本虽都是胃癌高发国家，但患者病死率较低，且呈明显下降趋势，胃癌早期筛查诊断率高是这两个国家胃癌病死率下降的重要因素。统计显示，我国确诊的胃癌患者中有半数以上为局部进展期胃癌（Ⅲ期），而早期胃癌（Ⅰ期）仅占12%，远低于日本（约59%）和韩国（67%）。早期胃癌患者常无明显不适，多数患者就诊时已经发展为进展期胃癌或晚期胃癌，错失了最佳诊治时机。因此，胃癌的早期诊断不能依靠自身症状，而应当依靠早期筛查，这亦是胃癌二级预防的重要措施。

对于年龄 ≥ 40 岁，且符合下列任意一条者，建议进行胃癌筛查。

- 生活在胃癌高发地区的人群。
- 幽门螺杆菌感染者。
- 既往患有慢性萎缩性胃炎、胃溃疡、胃息肉、术后残胃、巨大肥厚性胃炎、恶性贫血等胃的癌前疾病的人群。
- 胃癌患者的一级亲属，包括父母、子女以及兄弟姐妹（同父母）。
- 存在胃癌其他危险因素，如摄入高盐、腌制饮食，吸烟，重度饮酒等。

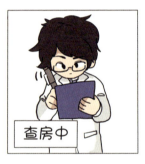

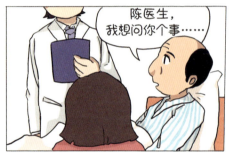

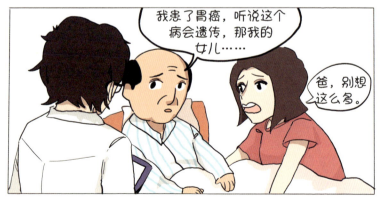

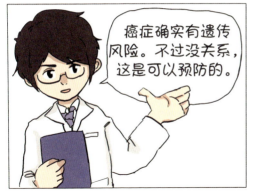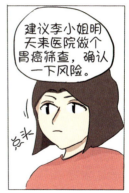

陈医生查房

◎ 胃癌有哪些筛查方法

根据《中国早期胃癌筛查流程专家共识意见》，目前胃癌筛查方法主要分为两类，即血清学筛查和内镜筛查，最终确诊需要病理证实。血清学筛查包括血清胃蛋白酶原（PG）、血清胃泌素-17（G-17）、幽门螺杆菌（Hp）抗体和血清学肿瘤标志物检测。内镜筛查包括普通电子胃镜、磁控胶囊内镜（MCE）和高清胃镜精查。

首先，胃癌筛查目标人群需要完善血清胃蛋白酶原、血清胃泌素-17、幽门螺杆菌抗体的血清学检查，根据检查结果结合受检者年龄、性别等共5类项目的评分系统，分为高危人群、中危人群和低危人群。

其次，不同分级人群进入不同筛查流程和随访计划，以更好地提高胃癌早诊率。虽然胃镜联合病理活组织检查是诊断胃癌的"金标准"，但因其属于侵入性检查、早癌筛查要求高、费用高、人群接受程度低等原因，难以用于我国大规模胃癌筛查。血清学筛查具有简便、安全、经济、微创等优势，更适合作为大规模筛查工具。通过血清学筛查确定胃癌中危和高危人群后，再配合内镜筛查，可以有效提高早期胃癌的检出率并有效降低医疗负担。

不同分级人群胃癌筛查建议如下。

➢ 高危人群：胃癌发生风险极高，应当每年做 1 次胃镜。

➢ 中危人群：具有一定胃癌发生风险，推荐每 2 年做 1 次胃镜。

➢ 低危人群：胃癌发生风险一般，可以每 3 年做 1 次胃镜。

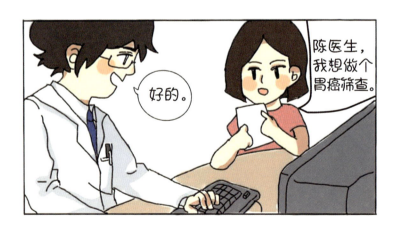

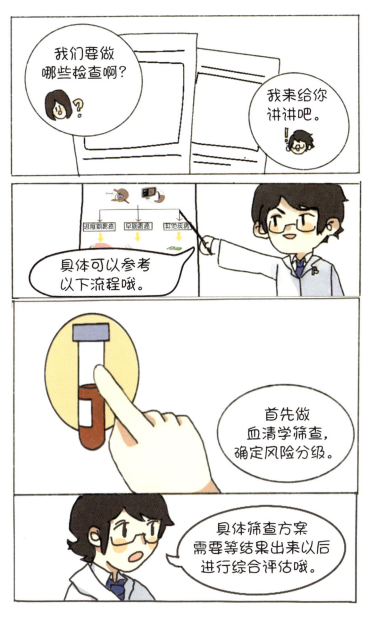

胃癌筛查诊疗流程

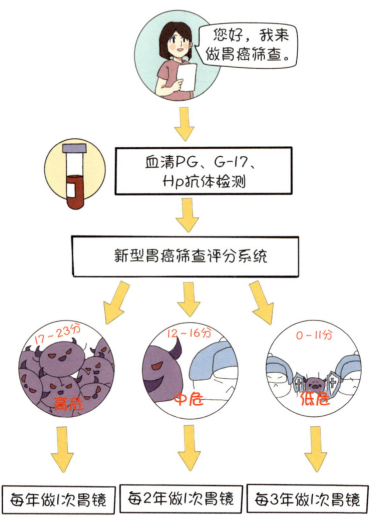

胃癌筛查诊疗流程图 1

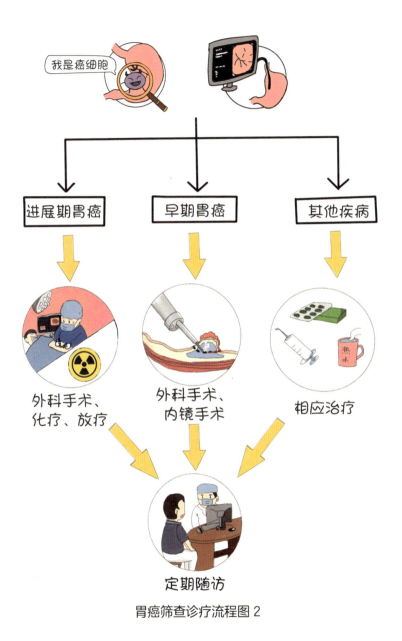

胃癌筛查诊疗流程图 2

◎ 什么是幽门螺杆菌

幽门螺杆菌（Hp）于1982年首次被分离和培养，是一种定植于胃黏膜表面的革兰氏阴性杆菌，能在胃酸环境中生存。幽门螺杆菌于1994年被世界卫生组织（WHO）定为胃癌的Ⅰ类致癌原。已有研究证明幽门螺杆菌感染和胃癌形成存在相关性，幽门螺杆菌感染可以导致慢性活动性胃炎、萎缩性胃炎、肠上皮化生、非典型增生，进而缓慢演变成胃癌，该进程一般需要数年至数十年，甚至更长时间。因此，治疗幽门螺杆菌感染是目前预防胃癌最重要且可控的措施。

目前，幽门螺杆菌感染的检查方法主要有以下3种，具体采用哪种方法，需要根据就诊者的具体情况确定。

尿素呼气试验（UBT） 是一种采集并定量测出呼出气体中碳-13/碳-14含量，据此诊断胃内有无幽门螺杆菌感染的检查方法。因其具有简单、无创、准确性高的优势，目前在临床上应用广泛。该检查需要检查者禁食8~10小时。此外，在检查前需要至少停用抑酸药2周，停用抗菌药和铋剂4周，以免影响结果的真实性。

血清抗体检查 该检查具有简便、快速、易被患者接受的优势，诊断的准确性不受胃内局部疾病以及抑酸药、铋剂和抗菌药的影响（此时用其他方法检测可能导致假阴性结果）。但经过根除治疗后，血清幽门螺杆菌抗体仍能存在很长时间，因此无法区分是现在或过去感染，所以这种检查方法无法用于根除治疗后的复查。该检查可与早期胃癌检测指标——胃蛋白酶原（PG）和血清胃泌素 -17（G-17）检测同时进行，因而更适用于胃癌筛查。

粪便抗原检测　幽门螺杆菌定植于人体胃黏膜表面，随着胃黏膜上皮细胞的代谢而脱落，随粪便排出，通过检测粪便中的抗原可了解有无幽门螺杆菌感染。该检查准确性较高，较适合无法配合尿素呼气试验的检查者（如儿童），但结果受药物、标本保存以及运送条件等因素的影响。

胃癌的发生和幽门螺杆菌感染之间关系密切，我们的日常饮食以合餐制为主，幽门螺杆菌可通过唾液，以口 - 口途径在人与人之间传播。目前认为根除幽门螺杆菌可降低胃癌的发生风险，是有效和可控的预防措施。幽门螺杆菌根除治疗采用标准的铋剂四联方案（包含两种抗生素），疗程为 10～14 天。在停药后，需要间隔 4 周，通过复查尿素呼气试验来评估根除幽门螺杆菌是否成功，亦可通过血清幽门螺杆菌抗体或胃黏膜活检的方式评估。

◎ **什么是血清胃分泌功能检查**

血清胃分泌功能检查是一种微创、安全、经济的早期胃癌筛查方法，只要抽取数毫升外周血就可以完成检查，包括血清胃蛋白酶原Ⅰ（PG-Ⅰ）、血清胃蛋白酶原Ⅱ（PG-Ⅱ）、血清胃泌素-17（G-17）检查，这是胃部腺体分泌的三种物质，主要反映胃部萎缩情况，用于辅助诊断胃体萎缩性胃炎（胃癌的危险因素）。

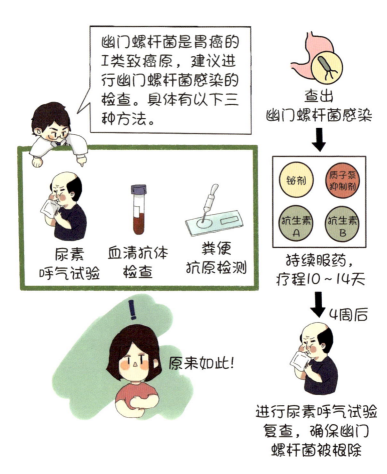

幽门螺杆菌感染检测诊疗流程

血清胃蛋白酶原检测 PG-Ⅰ浓度和／或 PGR（PG-Ⅰ/PG-Ⅱ）下降对于萎缩性胃炎具有提示作用，通常使用 PG-Ⅰ浓度 ≤ 70μg/L 且 PG-Ⅰ/PG-Ⅱ ≤ 3.0 作为诊断萎缩性胃炎的临界值，国内高发区胃癌筛查采用 PG-Ⅰ浓度 ≤ 70μg/L 且 PC-Ⅰ/PG-Ⅱ ≤ 7.0 作为临界值。

血清胃蛋白酶原检测结果对胃癌患病风险的分级

检测项目	A 级	B 级	C 级	D 级
血清胃蛋白酶原（PG）	−	−	+	+
幽门螺杆菌（Hp）	−	+	+	−
建议		至少每 3 年进行 1 次内镜检查	至少每 2 年进行 1 次内镜检查	应每年进行 1 次内镜检查

注："−"，结果呈阴性；"+"，结果呈阳性。

当萎缩仅局限于胃窦时，PG-Ⅰ及 PGR 正常。血清 PG 水平在短时间内较为稳定，可每 5 年左右进行检测。这项检测不针对胃食管交界癌（贲门癌）。

血清胃泌素-17（G-17）检测 可以反映胃窦部黏膜萎缩情况。血清 G-17 水平取决于胃内酸度及胃窦部 G 细胞数量。因此，高胃酸以及胃窦部萎缩患者的空腹血清 G-17 浓度较低。与血清 PG 检测结合，可以诊断胃窦（G-17 水平降低）或仅局限于胃体（G-17 水平升高）的萎缩性胃炎。

建议联合检测血清 G-17、PG-Ⅰ、PGR 及 Hp，以增加评估胃黏膜萎缩范围及程度的准确性。

3 胃癌的症状

小鹏是一名普通的程序员，这天腹痛难忍来到医生诊室。

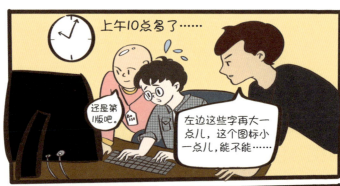

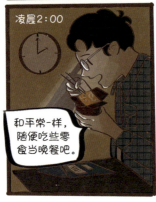

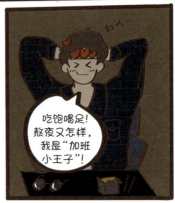

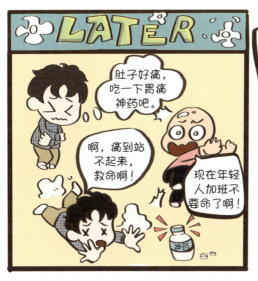

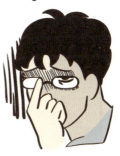

小鹏描述病史

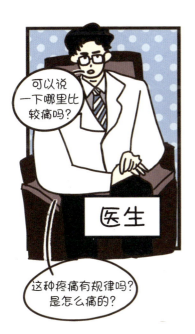

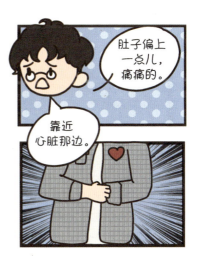

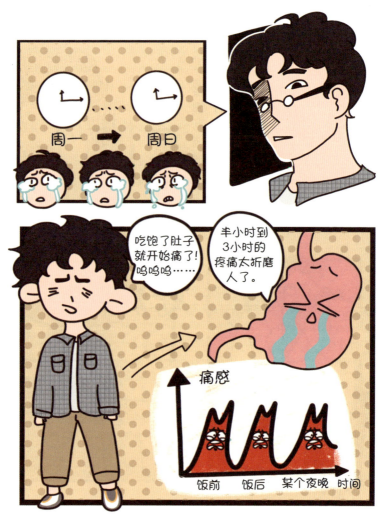

医生的问诊

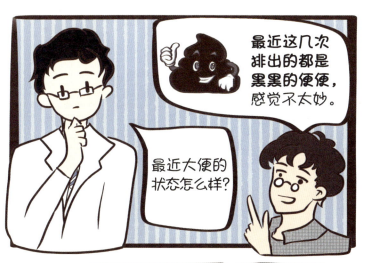

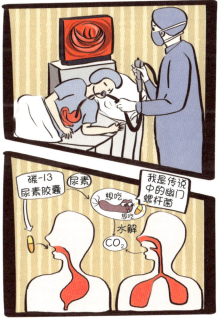

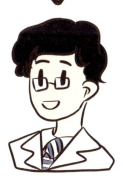

检查

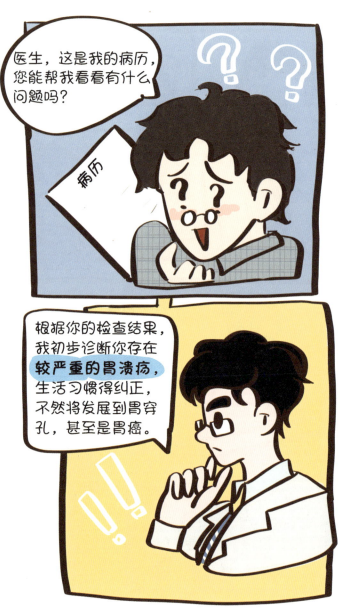

初步诊断

◎ 胃癌有哪些临床表现

　　早期胃癌患者可能没有任何症状，仅在体检时被发现。部分患者可有上腹部不适、饭后饱胀、恶心、反酸等消化不良症状，常无明显阳性体征。进展期胃癌患者可出现上腹痛加重、厌食、消瘦、体重异常减轻、进食哽咽、柏油样便等症状。体检时可出现上腹部肿物、左

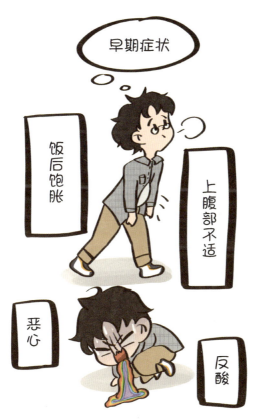

早期胃癌的临床表现

029

锁骨上淋巴结肿大、直肠前隐窝肿物、腹腔积液、脐部肿物等阳性体征。

　　早期胃癌和进展期胃癌的临床表现并无明显差异，因此无法通过临床表现来区分两者。虽然以上症状大多无特异性，但若反复出现，应引起重视，前往医院检查。

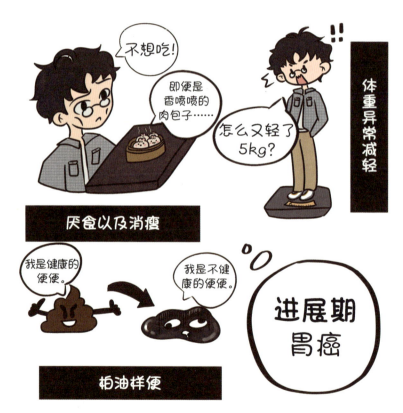

进展期胃癌的临床表现

　　胃癌可出现出血、幽门或贲门梗阻、穿孔等并发症。出血多表现为呕血或黑便，继之可出现贫血，甚至可发生难治性大出血；幽门或贲门梗阻可出现进食困

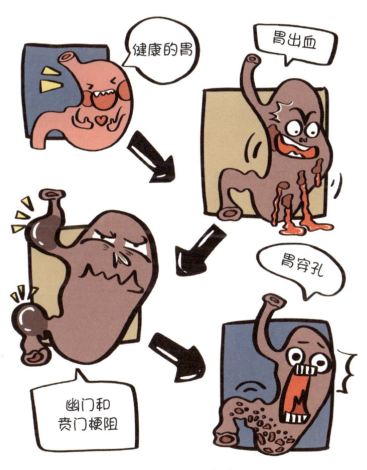

胃癌的严重并发症

难、呕吐、腹胀及营养不良等症状；穿孔多见于幽门前区的溃疡型癌，可出现剧烈上腹痛等。如出现以上症状，应立即就医。

◎ **胃癌转移后可能出现哪些症状**

胃癌有多种转移途径，包括血行转移、淋巴转移、直接浸润和腹膜种植转移。

血行转移 是癌细胞通过侵入血管，循血液扩散到其他器官，其中最常见的是转移到肝脏，从而出现肝区肿大、腹腔积液、黄疸等症状；亦可通过此途径转移到肺、胰腺、骨等部位，从而出现相应症状。

淋巴转移 体格检查时可发现部分胃癌患者左侧锁骨上淋巴结、左侧腋窝淋巴结肿大等。

直接浸润 胃癌细胞具有侵袭破坏性，当它侵袭胃壁的浆膜层（外膜）后，可直接在周边组织器官，如网膜、结肠、肝、胰腺等部位形成转移灶，从而出现肠梗阻、便秘、腰背疼痛等不适。

腹膜种植转移 当破坏胃壁的浆膜层后，癌细胞脱落到腹膜或其他脏器，可形成数量众多的散在的小病灶，导致大量腹腔积液。此外，有时可在行肛门指检时于直肠前方触及肿块；对于女性，若转移到卵巢，则可形成库肯伯格瘤。

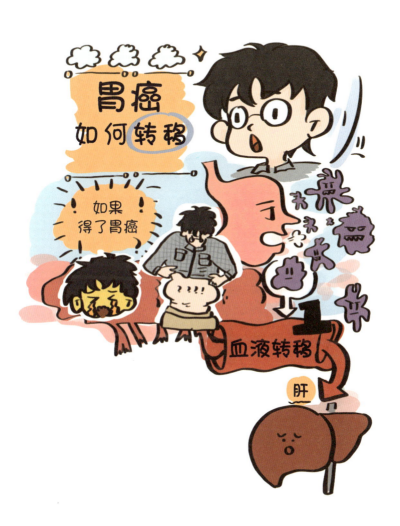

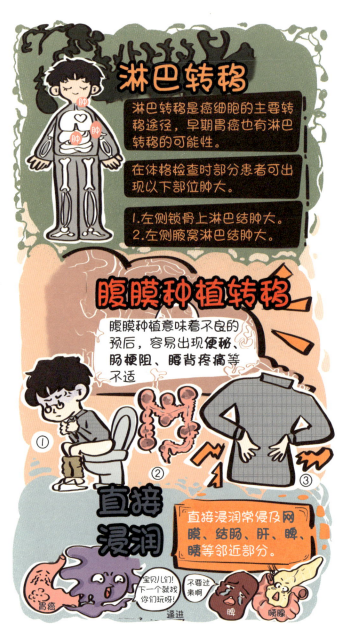

淋巴转移

淋巴转移是癌细胞的主要转移途径，早期胃癌也有淋巴转移的可能性。

在体格检查时部分患者可出现以下部位肿大。

1. 左侧锁骨上淋巴结肿大。
2. 左侧腋窝淋巴结肿大。

腹膜种植转移

腹膜种植意味着不良的预后，容易出现便秘、肠梗阻、腰背疼痛等不适

①
②
③

直接浸润

直接浸润常侵及网膜、结肠、肝、脾、胰等邻近部分。

宝贝儿们！下一个就找你们玩呀！

不要过来啊

胃癌
逼进
脾
胰腺

胃癌转移途径

4 胃癌的诊断

◎ **怀疑胃癌应该去哪个科室就诊**

如果出现反复上腹部不适、饭后饱胀、恶心、反酸等不适症状，建议前往正规医疗机构的内镜中心完善胃镜检查；如经临床医生确诊为胃癌，需要考虑手术或内镜治疗时，建议到相关外科（如普通外科、胃肠外科、胃外科、消化内科）就诊；如患者目前情况不适宜进行手术治疗，还可以选择放疗、化疗、靶向治疗、免疫治疗等综合治疗方式，建议到肿瘤内科、放疗科等科室就诊。

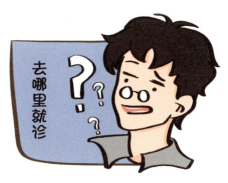

怀疑胃癌应如何就诊

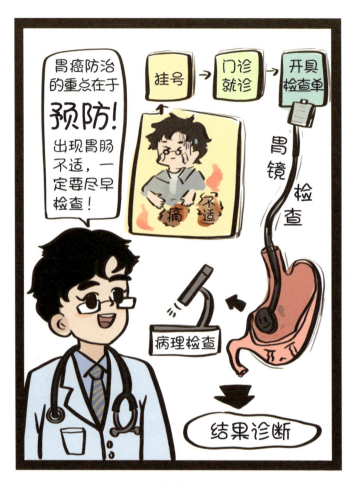

胃癌的就诊流程

◎ 如何诊断胃癌

　　临床中，早期胃癌通常缺乏阳性症状，部分患者因上腹痛明显、厌食、消瘦、体重异常减轻、进食哽咽、柏油样便等症状就诊。此时临床医生一般会对患者进行常规体格检查，并根据具体情况完善相应检查。胃癌的基本诊断手段包括胃镜和 CT、MRI、PET-CT 等影像学检查，可以诊断胃癌以及具体癌变部位和目前处于哪个阶段，也就是胃癌的定性、定位和分期诊断。胃镜活检组织病理学诊断仍是目前确诊胃癌的"金标准"，也是目前诊断胃癌最主要的方法。

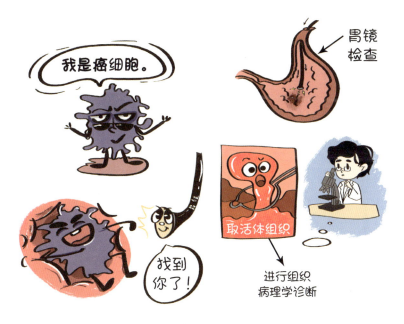

胃癌的病理活检示意图

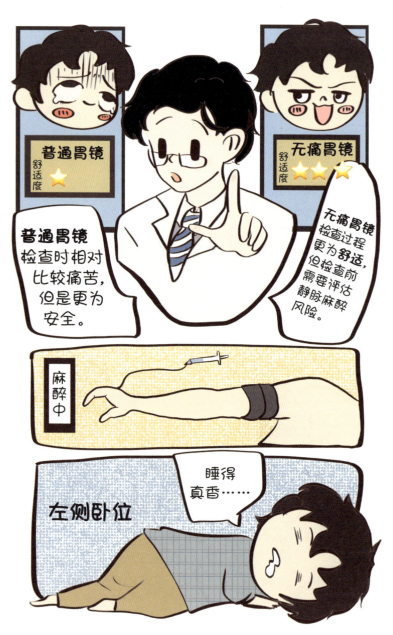

普通胃镜与无痛胃镜对比

◎ 发现胃癌后需要做哪些检查

若在胃镜检查中不幸发现胃癌，需要进一步完善相关检查并进行综合评估，明确肿瘤的浸润深度、淋巴或远处脏器是否发生转移，临床医生需要根据病情制订合理的治疗方案以及判断预后。评估手段主要有超声内镜、CT、MRI、PET-CT。

超声内镜（EUS） 是一种集超声检查和内镜检查为一体的医疗设备。在内镜下直视消化道内病变的同时，可进行实时超声扫描，是评估原发性胃癌浸润深度最可靠的非手术方法。在评估肿瘤深度（T分期）方面优于CT，是判断行内镜下胃癌切除术可行性的重要手段。

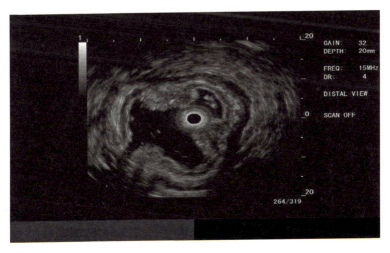

超声内镜检查

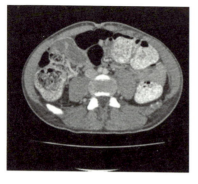

CT 检查

电子计算机断层扫描（CT） 经胃镜检查或组织学证实的胃癌患者均应进行胸部、腹部和盆腔 CT 检查，通常采用对比增强 CT 扫描。CT 具有应用广泛、无创的优势，适合评估转移性疾病。若经 CT 诊断存在其他器官转移（如肝、卵巢），可以避免不必要的手术。但 CT 在评估胃癌的浸润深度和淋巴结受累情况等方面准确度有限。

磁共振成像（MRI） 通常作为 CT 检查后的补充检查技术，可用于评估不确定的肝转移病灶等。

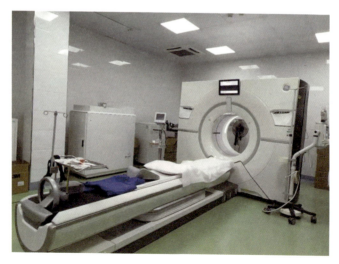

MRI 检查

正电子发射计算机体层显像（PET-CT） 在检测远处转移方面比 CT 更敏感，且能更全面地评估远处转移情况，对术前诊断、分期以及治疗后监测具有重要参考价值，但检查费用昂贵。

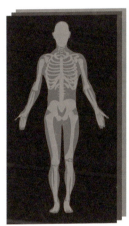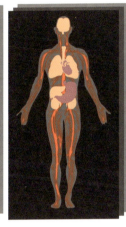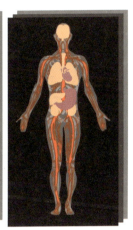

PET-CT 检查

不同的检查各有其利弊，医生会根据患者的具体情况安排相应检查，患者应配合完成，只有这样医生才能制订更为合理的治疗策略，从而提高患者的临床获益。

◎ **什么是肿瘤标志物检查**

肿瘤标志物 是指由恶性肿瘤细胞异常产生或宿主对肿瘤的刺激反应而产生的物质，存在于肿瘤患者的组织、体液和排泄物中，能够用免疫学、生物学及化学方法检测到。肿瘤标志物能反映肿瘤的发生、发展，可以用于监测肿瘤治疗的反应。

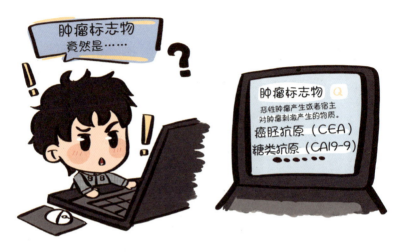

什么是肿瘤标志物

肿瘤标志物检查的价值 同一种肿瘤可以引起多个肿瘤标志物升高，而同一个肿瘤标志物亦可在多种肿瘤中异常升高，所以肿瘤标志物对肿瘤的来源定位并不准确，缺少特异性。肿瘤标志物的灵敏度也不高，因为仅部分肿瘤患者体内的肿瘤标志物显示异常。在实际应用中，感染性疾病、自身免疫性疾病、妊娠甚至长期吸烟等因素均可能影响肿瘤标志物的检测水平，所以临床上常采用肿瘤标志物组合筛查的形式来提高其对于早期肿瘤的预警价值。

肿瘤标志物检查在胃癌中的应用　在部分胃癌患者中可见癌胚抗原（CEA）以及糖类抗原（CA19-9、CA72-4、CA125）等肿瘤标志物升高。目前普遍认为肿瘤标志物仅有助于判断胃癌的预后和评估疗效，无助于胃癌的诊断。肿瘤标志物在进展期胃癌中阳性率仅为 20%～30%，在早期胃癌中阳性率低于 10%，灵敏度低，因此肿瘤标志物正常也并不能完全排除胃癌的可能性。若就诊者存在上腹部疼痛、厌食、消瘦、体重异常减轻、进食哽咽、柏油样便等阳性症状时，即使肿瘤标志物正常，仍应结合内镜、影像学、组织病理学等检查手段进行进一步诊断。

◎ 什么是 X 线钡餐检查

　　X 线钡餐检查是通过口服钡剂，进而在 X 线照射下显示食管、胃和十二指肠内腔及黏膜结构的检查手段，具有简单、无创、痛苦小的优点，是诊断胃癌的常用方法。在 X 线钡餐检查中，胃癌的典型表现是溃疡或充盈缺损（肿块所致），但难以分辨其良、恶性，对于早期胃癌诊断价值有限。弥漫浸润型进展期胃癌（皮革样胃）倾向于广泛浸润胃黏膜下层和固有肌层，胃表面黏膜可能没有异常表现，故在内镜下很难观察到病变，而 X 线钡餐检查可呈现黏膜紊乱、胃壁僵硬、胃腔狭窄等表象，有利于诊断。

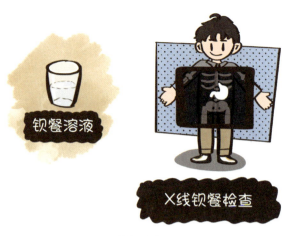

X 线钡餐检查

◎ 什么是超声胃镜检查

超声胃镜（EUS）是一种先进的集超声波与内镜检查于一体的医疗设备，它将微型高频超声探头安置在内镜前端，当内镜进入胃腔后，在通过内镜直接观察腔内形态的同时，可进行实时超声扫描，以获得管道壁各层次的组织学特征及周围邻近脏器的超声图像。因此，超声内镜对食管、胃的隆起性病变有很好的诊断价值。

超声内镜还有其他用途，如可以帮助医生判断胃癌浸润深度（T 分期）和胃周淋巴转移（N 分期）情况，亦是判断能否进行内镜下胃癌切除术的重要手段。胃镜和 EUS 的区别在于胃镜没有超声检查功能，无法探及肿瘤浸润深度、胃周淋巴结及周边脏器浸润情况，但仍可以直视胃黏膜病变及取病变黏膜进行组织病理学检查以明确诊断。

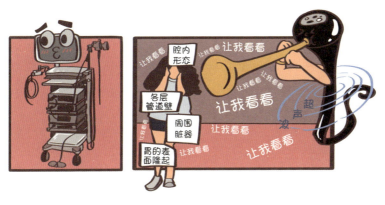

超声胃镜

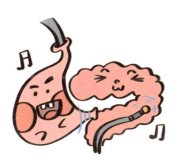

超声胃镜辅助鉴别肿瘤来源

◎ **胃癌需要与哪些良性疾病进行鉴别**

　　胃癌无特征性症状和体征，须与胃炎、胃溃疡、胃息肉、胃平滑肌瘤、胃巨大皱襞症、肥厚性胃窦炎、疣状胃炎、胃黏膜脱垂等良性疾病进行鉴别。

◎ 胃癌和胃溃疡有什么区别

　　胃癌和胃溃疡是两种不同疾病。胃癌是指起源于胃黏膜上皮细胞的恶性肿瘤；胃溃疡是指胃黏膜发生的炎性缺损，其发生和胃液中胃酸对胃黏膜的自我消化作用相关，是一种愈合率达 95% 的良性疾病。两种疾病都可以产生消化道不适症状，但治疗手段和疾病预后相差很大。

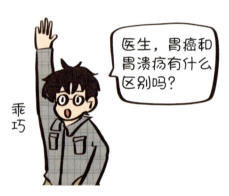

胃癌和胃溃疡的区别

　　消化道症状不同　　胃癌早期常无明显症状，可有如上腹部不适、饭后饱胀、恶心、反酸等消化不良症状；进展期胃癌可出现上腹痛加重、厌食、消瘦、体重异常减轻、进食哽咽、柏油样便等症状。与胃癌相比较，胃溃疡一般病程较长，腹痛具有节律性，多为餐后痛，且有反复发作史，抗酸治疗有效，多不伴食欲减退。

胃镜下表现不同 胃癌导致的胃黏膜溃疡直径较大、较浅，形状不规则，出血明显，取活组织行组织病理学检查常可发现癌细胞。胃溃疡导致的黏膜溃疡直径较小、较深，形状呈圆形或椭圆形，组织病理学检查无癌细胞。

当通过症状无法鉴别时，可以借助 X 线钡餐检查或胃镜检查对两者进行鉴别。反复发作、病程持续时间长的胃溃疡有癌变风险，因此不管是胃癌还是胃溃疡，都应该积极治疗。

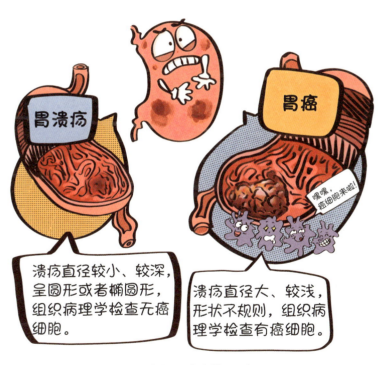

胃癌与胃溃疡的区别

◎ 胃息肉会癌变吗

　　胃息肉是突出于胃黏膜表面的良性隆起性病变，通常在上消化道内镜检查时被偶然发现，表面一般比较光滑。胃息肉的主要生成原因与幽门螺杆菌感染、长期应用质子泵抑制剂、胆汁反流以及遗传因素等有一定关系。萎缩性胃炎患者，由于上皮细胞增生异常比较常见，会发生胃息肉。另外，饮食和作息不规律、暴饮暴食、吸烟、饮酒都会导致胃息肉的发病率有所增加。常见的增生性息肉以及散发性或质子泵抑制剂相关胃底腺息肉通常为良性，恶变潜能较低；胃腺瘤则是胃腺癌的前期病变，恶变潜能较高。因此建议对胃息肉进行内镜下切除并行病理活检以明确诊断，必要时甚至需要行手术治疗。

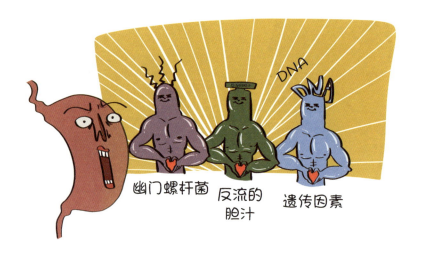

幽门螺杆菌　　反流的胆汁　　遗传因素

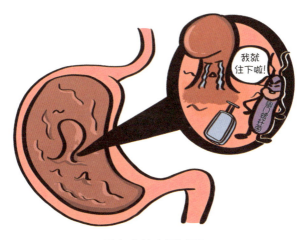

胃息肉的主要成因

◎ 胃良性肿瘤有哪些特点

胃良性肿瘤包括上皮细胞瘤和间叶组织瘤，前者主要为胃腺瘤和腺瘤性息肉，后者以平滑肌瘤为主。胃良性肿瘤一般具有体积小、生长慢等特点，多无明显临床表现及体征，通过 X 线钡餐检查可见圆形或椭圆形充盈缺损，胃镜下可见黏膜下肿块。部分胃良性肿瘤有恶变以及导致严重并发症的可能性，建议积极进行干预治疗，手术切除是胃良性肿瘤的主要治疗方式。

◎ 什么是胃肠道间质瘤

胃肠道间质瘤（GIST）是胃肠道最常见的、来源于间叶细胞的肿瘤，好发于 50 岁以上人群。GIST 是一种具有恶性潜能的肿瘤，恶性程度与肿瘤部位、大小、细胞核分裂象等因素有关，有发生胃腔外生长及转移的风险。GIST 呈膨胀性生长，发现时往往体积比较大，通过超声胃镜可明确肿瘤的来源。胃癌和 GIST 的来源不同，胃癌来源于胃黏膜，且都是恶性的；相比胃癌，GIST 预后更佳。

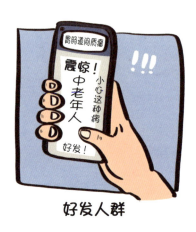

好发人群

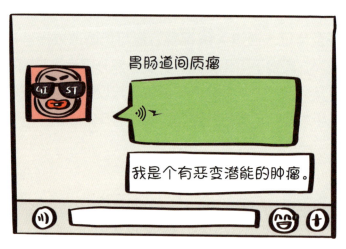

胃肠道间质瘤的好发人群

◎ 什么是伴癌综合征

　　伴癌综合征是指恶性肿瘤除转移外，产生的一些外周表现，可涉及机体各系统，它不是肿瘤本身浸润、转移的机械作用所引起的表现。有时在癌症确诊之前已有一些全身表现，其程度甚至较癌灶所致的表现更为严重。及时识别并发现该类表现有助于癌症的早期诊断。

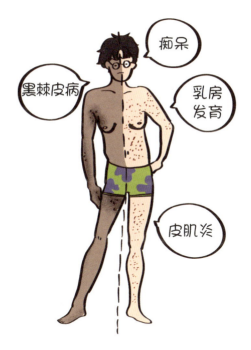

胃癌伴癌综合征的表现

　　黑棘皮病　可先或后于胃癌发生，或同时发生。常表现为进行性全身皮肤色素增多、粗糙、弹性降低、不规则密集点片状黑色疣状及乳头瘤样增生。好发于会阴、生殖器、腋下、臂、手等部位。皮损于肿瘤切除后可消退，复发时可再现。

皮肌炎　肿瘤发生前出现更为常见，多数在肿瘤症状显化前 2~48 个月发生，皮肤损害特征为火红色弥漫性红斑，玻片压之可消退，称为恶性红斑。

类白血病反应　被认为是胃癌累及骨髓所致，常提示癌肿扩散、预后不良。

血小板减少症　可因免疫功能异常所致，临床表现较为凶险，短期内病情可迅速加重。

弥散性血管内凝血　肿瘤患者血中凝血因子浓度常见增高，肿瘤组织分泌的黏蛋白及坏死组织均可导致血液呈高凝状态。

神经系统　可出现中枢神经系统表现，如亚急性小脑变性、痴呆、脊髓运动神经元病，以及亚急性脊髓病变等周围神经系统表现。此外，还可发生感觉神经病变、多发性末梢神经病变。

肾脏　可出现肾病综合征表现，与肿瘤相关抗原、癌胚抗原、肿瘤病毒抗原等引起的抗原－抗体免疫复合物在肾小球沉积有关。肿瘤根治后，肾病综合征表现可以缓解。

内分泌系统　可伴乳房发育、高血糖、高钙血症等。

5 胃癌的治疗

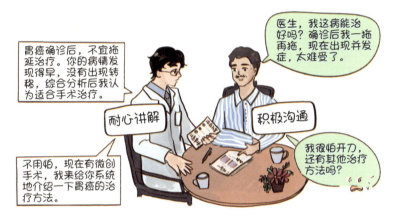

医生和刘叔沟通治疗方案

◎ 什么是支持治疗

　　支持治疗就是为无法正常进食的胃癌患者提供人工营养的方法。胃肠道具备消化功能，可通过鼻胃管、鼻肠管将营养液输入体内，被称为肠内营养支持；胃肠道暂时无法消化时，可通过静脉将营养液输入体内，被称

053

为肠外营养支持。胃肠道有适当功能时，应该优先考虑肠内营养支持。与肠外营养支持相比，肠内营养支持是将营养物质直接输送到胃或小肠，所以和正常进食摄入营养的生理过程类似，有助于维护胃肠道功能，不仅可以提供必需营养物质、降低肠道内细菌移位的可能性，还可以提高临床治疗效果、降低住院时间和费用。肿瘤是一种消耗性疾病，支持治疗为患者提供了必要营养，有助于患者恢复，避免出现恶病质。

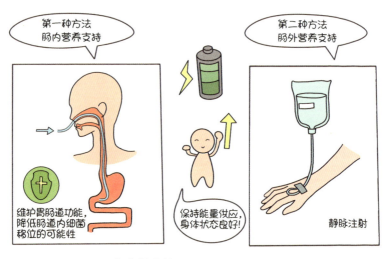

第一种方法
肠内营养支持

第二种方法
肠外营养支持

维护胃肠道功能，降低肠道内细菌移位的可能性

保持能量供应，身体状态良好！

静脉注射

肠内营养支持和肠外营养支持对比

◎ **药物是否可以治疗胃癌**

多项证据表明，某些药物可以不同的机制对胃癌的生长起到直接或者间接的抑制作用，但目前我国最新胃

癌临床治疗指南及《日本胃癌治疗指南》均指出，手术是胃癌唯一可治愈的方法。在现行指南中，药物治疗是大多数胃癌患者的辅助治疗手段，尤其是对于晚期胃癌患者来说，药物治疗是不可或缺的。胃癌药物治疗的目的是缓解症状、控制肿瘤生长、提高患者的生活质量和延长生存时间。胃癌的药物治疗包括化疗（如新辅助化疗、多药联合化疗、姑息性化疗）、分子靶向治疗、免疫治疗和中医药治疗等。

药物治疗大多作为一种辅助治疗手段

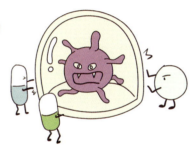

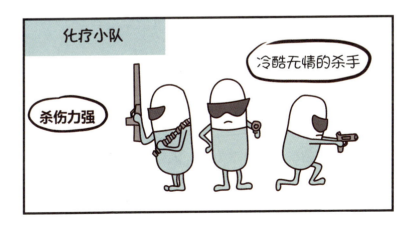

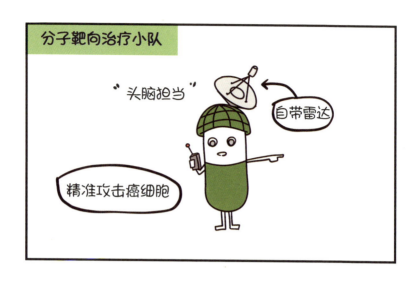

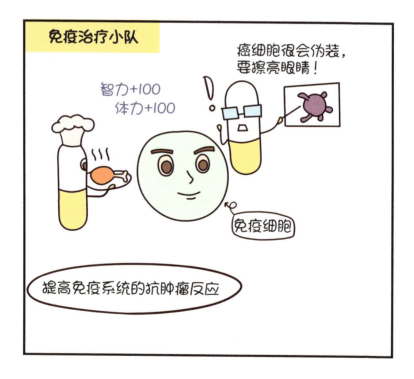

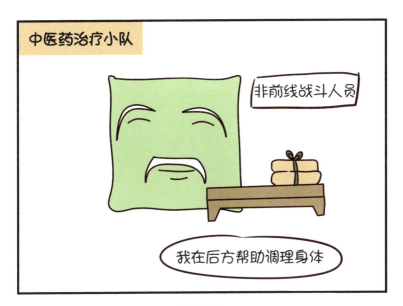

药物治疗

◎ 什么是可切除胃癌和不可切除胃癌

临床上对于胃癌大致可以分成两大类，即可切除胃癌和不可切除胃癌，不可切除的原因主要有以下两类。

因肿瘤本身原因导致无法手术切除　如肿瘤对周围正常组织器官侵犯严重，导致无法分离或者肿瘤包绕大血管；区域淋巴转移固定、融合成团或者无法手术清扫；肿瘤已经发生远处转移或者腹腔种植转移等。

因患者原因无法手术或拒绝手术　包括合并严重基础疾病、全身情况差、严重低蛋白血症和贫血、营养不良，无法耐受手术，以及患者拒绝手术等。通常除以上原因外，多数胃癌患者推荐将手术作为主要治疗手段，包括内镜下切除、开放式手术切除和腹腔镜下切除。

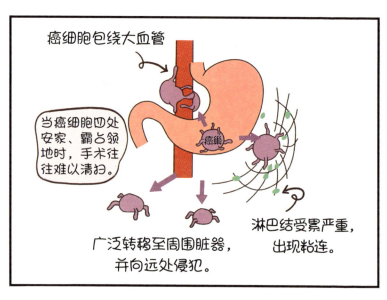

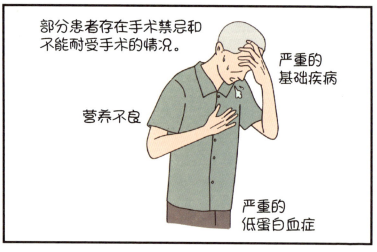

手术禁忌

◎ 什么是内镜治疗

目前内镜治疗主要指内镜黏膜切除术（EMR）和内镜黏膜下剥离术（ESD）这两种治疗手段。内镜治疗具有创伤小、术后恢复快、并发症相对较少的优势，但是具有严格的应用条件，只有部分早期胃癌患者适合该治疗方式（只有局限于黏膜内的胃癌才有可能行内镜治疗）。

最新的日本《胃癌处理规约》提出，采用 EMR 治疗需要具备以下条件：直径≤2cm 且不伴溃疡的分化型黏膜内癌。

采用 ESD 治疗需要具备以下条件。

➢ 直径 >2cm 且不伴溃疡的分化型黏膜内癌。

➢ 直径≤3cm 伴溃疡的分化型肉眼可见的黏膜内癌。

➢ 直径≤2cm 不伴溃疡的未分化型肉眼可见的黏膜内癌。

对于符合内镜治疗指征的早期胃癌患者，临床医生在胃镜视野下将病变组织进行局部剥离，好比削苹果，将坏掉的苹果皮削掉。对于早期胃癌患者，能否及时接受治疗直接影响到患者的治疗效果。大部分早期胃癌患者经过内镜治疗可以达到较为理想的根治性治疗效果，5 年生存率可达 90% 以上。

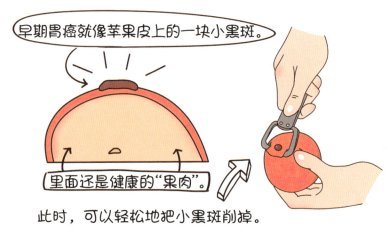

此时，可以轻松地把小黑斑削掉。

早期胃癌的内镜治疗

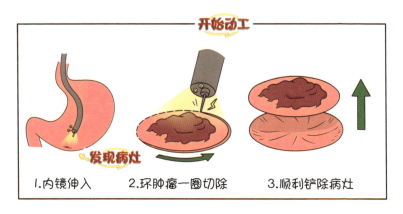

早期胃癌的内镜治疗流程

◎ 胃癌的手术方式有哪些

　　手术是指通过物理切割的方式将肿瘤病灶及转移灶（如淋巴结）等从患者体内物理性切除的治疗手段。目前，胃癌的手术主要分为两类，即传统的开放式手术和逐渐成为主流的腹腔镜手术。根据《中华医学会胃癌临床诊疗指南（2021 版）》及《日本胃癌治疗指南》的观点，除了符合内镜治疗临床指征的部分早期胃癌患者外，大多数胃癌患者推荐以手术治疗为主，其他治疗为辅。部分无法通过手术切除的胃癌患者，疾病多属晚期。

◎ 术前为什么要做心电图、胸片等检查

为了更好地评估患者的基础情况，排除手术禁忌证，保证手术顺利进行，心电图、胸片等都是术前必做的检查。对于一些高龄患者，术前还需要进行肺功能、心脏彩超等检查。

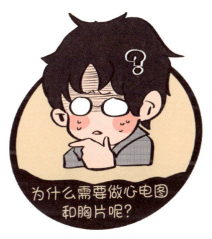

为什么要做术前检查

◎ 什么是根治性手术和姑息性手术

手术是目前临床上治疗胃癌的主要手段，可分为根治性手术和姑息性手术两类。

根治性手术 又被称为胃癌治愈性切除术，是指将原发肿瘤连同转移淋巴结及受累浸润的组织一并切除。

根治性手术后无肿瘤残存，从而有可能治愈疾病。

姑息性手术　是指因肿瘤进展导致手术切除已经达不到根治目的，只能暂时防止肿瘤危害生命及其对机体功能的影响；或通过简单手术防止和解除一些可能发生的症状，提高患者的生存质量。

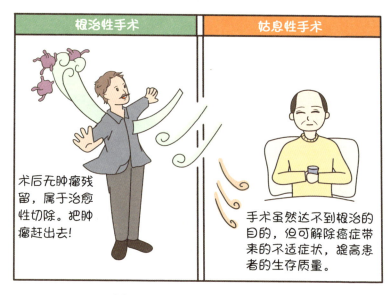

胃癌根治性手术和姑息性手术的区别

◎ 什么是淋巴结清扫术

淋巴结是胃癌主要的转移和复发途径，癌细胞可以通过胃周边的淋巴途径转移。如果想要达到根治性切除的目的，就需要在切除胃组织的同时常规进行胃癌

D2 淋巴结清扫术，这已经成为局部进展期胃癌的标准手术方式。进行胃癌根治术时，按站别清扫式切除淋巴结是非常有必要的，清扫足够数量的淋巴结是进行胃癌准确分级、分期、制订患者术后治疗方案、判断患者预后的重要依据。

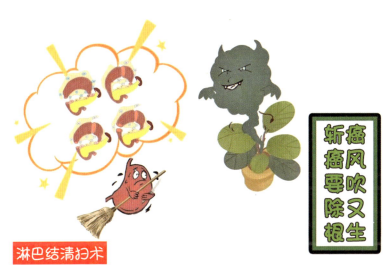

淋巴结清扫术

淋巴结清扫术

◎ 什么是胃癌手术的联合脏器切除

胃癌手术的联合脏器切除也被称为扩大的胃癌根治术，适用于胃癌侵犯邻近组织或脏器的情况，是指包括胰体、胰尾及脾的根治性胃大部切除或全胃切除。如有肝、结肠等邻近脏器浸润，也可行联合脏器切除术。

◎ 传统的开放式手术和腹腔镜手术哪种效果更好

　　传统的开放式手术经过近百年的发展，术式不断改良，为广大胃癌患者带来生的希望。近年来，随着微创技术和提高患者生存质量的观念愈发被人们重视，腹腔镜手术异军突起。最近一篇由南方医科大学南方医院普外科李国新医生团队牵头发表在 *JAMA* 上的一项为期 10 年的对比腹腔镜手术和开放式手术切除远端胃癌的多中心临床研究，主要比较标准为 3 年无病生存时间，通过腹腔镜方式治疗的患者 3 年无病生存率达到 76.5%，而通过开放式手术方式治疗的患者 3 年无病生存率达到 77.8%，可见在治疗效果上两者相当。然而腹腔镜手术具备巨大优势，如带给患者的创伤大幅降低、加快患者术后恢复、缩短住院时长。

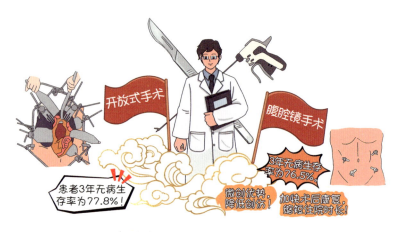

开放式手术和腹腔镜手术对比

◎ 如何区分近端胃癌和远端胃癌

近端胃癌和远端胃癌是通过肿瘤在胃的位置区分的。将胃从上至下三等分，长在胃上 1/3 的，称为近端胃癌；长在中间 1/3 的，称为胃体癌；长在胃下 1/3 的，称为远端胃癌。

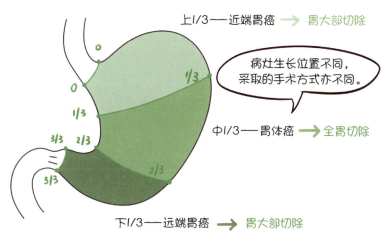

近端胃癌和远端胃癌

◎ 什么是化学治疗

化学治疗（简称"化疗"）是利用化学药物阻止癌细胞增殖、浸润、转移，直至最终杀灭癌细胞的一种治疗方式。

由于化疗药的选择性不强，在杀灭癌细胞的同时也会不可避免地损伤人体的正常细胞，从而出现药物不良反应。常见的不良反应有：①消化道反应，包括食欲下降、恶心、呕吐、腹胀、腹痛、腹泻或便秘等；②骨髓抑制，包括白细胞和血小板下降，甚至红细胞、血红蛋白下降等；③肝损伤，包括肝功能异常、肝区不适等。经过临床研究的不断进步，如今化疗引起的不良反应较前大幅减轻，而且在给予合适的对症处理后，如使用升白细胞药来升高患者的白细胞、使用止吐药防止呕吐、使用镇痛药减轻患者的疼痛等，患者的耐受程度大幅提升，获得了很好的化疗收益。

◎ 胃癌患者在什么情况下需要化疗

早期胃癌　根治术后，原则上不必进行术后辅助化疗。有下列高危因素的患者推荐接受术后辅助化疗：组织学分级高级别或低分化；神经束侵犯或血管、淋巴管侵犯；有淋巴转移；多发癌灶；低龄（<40 岁）等。

进展期胃癌　根治术后均推荐接受术后辅助化疗。

晚期胃癌　姑息性手术后、不能手术或术后复发等患者推荐采用适量化疗，以达到减缓肿瘤发展速度、改善症状的目的，有一定的近期效果。

◎ 什么是新辅助治疗

新辅助治疗是指术前给予化疗或放射治疗（简称"放疗"）等，旨在降低肿瘤的临床分期、提高肿瘤完整切除率和病理学缓解程度，改善患者预后。

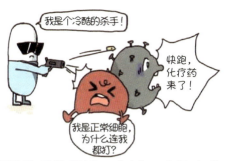

由于化疗药选择性不强，在杀灭癌细胞的同时，
也会不可避免地损伤人体的正常细胞。

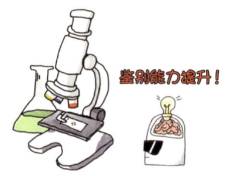

经过临床持续研究，
如今化疗引起的不良反应较前已有大幅减轻。

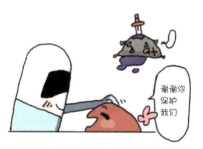

加上对症处理，患者的耐受程度大幅度提升，
获得良好的治疗效果。

胃癌的化疗

新辅助化疗有消灭微小转移灶、降低术后复发等潜在优势。术前肿瘤血管丰富，给药更容易通过血管进入肿瘤内部，并可增加放疗的敏感性。术前新辅助放疗更容易针对肿瘤定位，放射容积更精准，从而减少不良反应等。

局部进展期胃癌淋巴转移和术后复发风险高，且术后辅助放、化疗的疗效瓶颈已难以突破。因此，针对局部进展期胃癌，许多国家开展了一系列新辅助化疗或放、化疗研究，有望进一步提高局部进展期胃癌患者的预后。

◎ 什么是放射治疗

放射治疗（简称"放疗"）是一种利用放射线辐射所产生的能量破坏细胞的染色体，使细胞停止生长的治疗方式。通常适用于不可切除的局部进展期胃癌患者及部分晚期胃癌患者，包括肿瘤不可切除但一般情况良好的患者，可先进行同步放、化疗。研究证明同步放、化疗效果优于单纯放疗，之后视放、化疗后肿瘤缩小情况决定是否可以接受手术治疗。对于部分局部肿瘤或淋巴侵犯范围过于广泛的患者，患者可能无法接受同步放、化疗，可实施单纯放疗或单纯化疗，一般先考虑放疗，化疗后患者对于放疗的耐受性降低。

放疗可显著缓解晚期胃癌患者的一些临床症状，如减少出血，缓解疼痛、吞咽困难、其他部位梗阻等，起到提高生活质量、改善一般状况的作用。肿瘤分期晚、高龄、心肺功能差或合并多发基础疾病而不考虑手术治疗的患者，可考虑姑息性放疗。

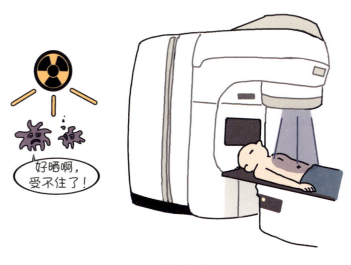

胃癌的放疗

◎ **什么是分子靶向治疗**

　　分子靶向治疗是一种具有高度特异性杀伤肿瘤细胞而很少累及肿瘤周围正常组织细胞的药物治疗手段，是除了放疗、化疗等常规肿瘤治疗方法外的一种新型治疗方式。

　　由于遗传背景、肿瘤发展过程中多基因变异造成的个体化差异，因此靶向药不是一种普遍适用的"特效药"。人表皮生长因子受体 2（HER-2）和血管内皮细胞生长因子受体（VEGFR）是目前胃癌分子靶点中被研究得最多的，在用药前需要对肿瘤组织进行基因检测，只有 *HER-2* 或 *VEGFR* 阳性的患者才适用该类药物。

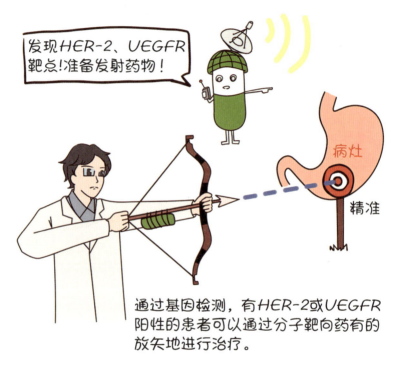

通过基因检测，有 *HER-2* 或 *UEGFR* 阳性的患者可以通过分子靶向药有的放矢地进行治疗。

胃癌的分子靶向治疗

◎ 什么是免疫治疗

免疫细胞是人体的"保护神"，正常情况下能清除一看就不是"好人"的癌细胞。免疫细胞清除癌细胞需要两个重要步骤：第一步是识别，第二步是消灭。首先是识别，免疫细胞需要识别癌细胞的一些表面特征，发现它是"坏蛋"。其次是消灭，免疫细胞不能只发现癌细胞，还需要清除它。那为什么癌症还是会发生呢？这是因为免疫细胞的"监管"作用失灵了，即"免疫逃逸"，也就是识别和消灭这两步之中至少一步出了问题。

有些时候，"识别"过程会出问题，因为癌细胞通过伪装，外表怎么看怎么像"好人"，免疫细胞无法识别。还有些时候，"消灭"过程会出问题。免疫细胞明明识别了癌细胞，但却没能作出反应，这是因为癌细胞通常很"聪明"，它们能给免疫细胞发送各种信号来抑制免疫细胞的活性。免疫疗法，就是通过修复这些缺陷，帮助免疫细胞识别癌细胞，或者帮助免疫细胞消灭癌细胞。

目前用于胃癌免疫治疗的主要药物有 PD-1 抗体、PD-L1 抗体等，并非所有胃癌患者都适合免疫治疗，只有表达相应生物标志物的患者才适合。虽然免疫治疗不像化疗那样容易导致患者出现恶心、呕吐、骨髓抑制等不良反应，但是也会产生免疫相关不良反应，如皮肤、心、肝、肺、胃肠道等部位不适，因此患者在接受免疫治疗的过程中如果出现皮疹、呼吸困难、心律失常、腹泻／结肠炎等症状，需要及时就诊、及时干预。

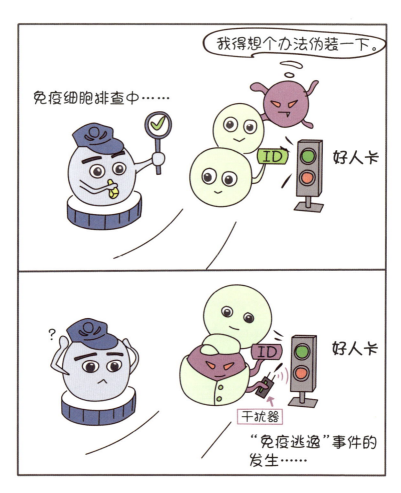

免疫识别中"免疫逃逸"事件

◎ 什么是姑息性治疗

姑息性治疗，是指对疾病已经治疗无效的患者进行积极的、细心的、全面的，以缓解症状、减轻痛苦为目的的医疗照顾，包括姑息性手术、姑息性化疗及疼痛管理等。

对于一些晚期胃癌患者，已经出现多发转移，无法实施根治术，临床上会给予姑息性治疗，目的是缓解患者的症状以及提高患者的生活质量。比如，尽管姑息性手术达不到根治目的，但是可以切除部分肿瘤，防止或治疗肿瘤引起的出血、穿孔、梗阻及疼痛等。

目前对于姑息性治疗，不仅要关注患者的生理指标，还要关注患者的心理、精神、情感层面，如通过精心护理和安慰，帮助患者尽可能以一种轻松的心境走完人生最后一程。

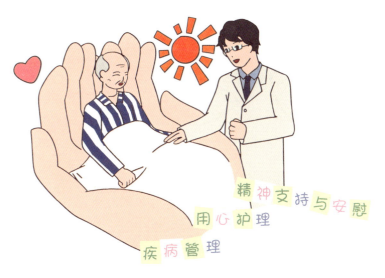

胃癌的姑息性治疗

◎ 早期和中晚期胃癌的生存率如何

　　早期胃癌预后相对较好，在接受规范治疗的患者中5年生存率可超过 90%。中晚期胃癌常指 TNM 分期中

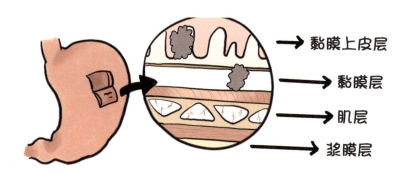

黏膜上皮层

黏膜层

肌层

浆膜层

早期胃癌患者	接受规范化治疗	拒绝治疗
肿瘤局限在黏膜上皮	5年内存活率接近100%	63%的患者将在5年内发展为进展期胃癌
肿瘤局限在黏膜	5年内存活率达80% ~ 90%	

早期胃癌的生存率

的 Ⅱ ~ Ⅳ 期， Ⅱ 期的 5 年生存率为 60% ~ 70%， Ⅲ 期为 18% ~ 44%， Ⅳ 期仅为 10% 左右。可以看出，分期越晚，胃癌的生存率越低，所以想要提高胃癌患者的生存率，关键在于早发现、早诊断、早治疗，当长期反复出现消化道不适时，需要及时就医。

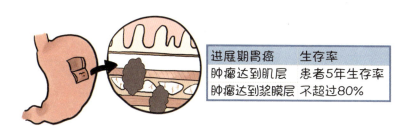

进展期胃癌	生存率
肿瘤达到肌层	患者5年生存率
肿瘤达到浆膜层	不超过80%

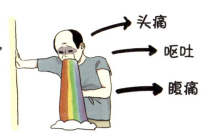

随着病情加重，患者会出现全身症状，影响生活质量。

头痛

呕吐

腹痛

中晚期胃癌的生存率

◎ 淋巴结受累会产生哪些影响

淋巴是人体固有的免疫器官，分布在各脏器、血管附近，在人体对抗疾病过程中发挥重要作用。淋巴受累是指胃周围的淋巴结受到癌细胞的侵犯，淋巴结受累越多，分期越晚，预后越差。

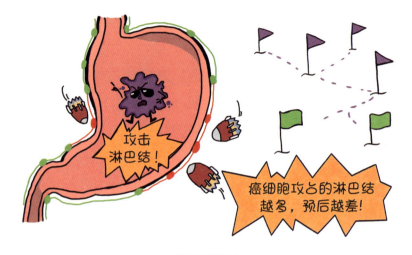

淋巴结受累

◎ 术后需要复查哪些项目

胃癌患者术后需要定期复查，目的是尽早发现胃癌转移或复发，并及时干预处理，延长患者的生存时间，改善生活质量。检查项目包括病史采集、体格检查、血液学检查、超声、CT、胃镜等。随访频率为术后 2 年内每 3~6 个月复查一次；术后第 3~5 年每 6~12 个月复查 1 次；术后 5 年后每年复查 1 次。若腹痛、饱胀、恶心、呕吐等消化道症状加重或出现肝区肿胀、锁骨上淋巴结肿大等新发症状，应随时复查。

目前胃癌没有统一随访标准，应根据患者的个体需求和肿瘤分期原则来个性化制订随访计划。

《中国临床肿瘤学会（CSCO）胃癌诊疗指南（2021）》推荐随访计划

胃癌术后随访内容	随访 / 监测频率
临床病史、体格检查	每次随访
血液学检查（血常规、肝肾功能、癌胚抗原和糖类抗原 19-9）、营养学评估（维生素 B_{12}、铁离子）	每次随访
幽门螺杆菌检测	每次随访
胸部、腹部、盆腔增强 CT 检查	早期胃癌：术后第 1 年，每 6~12 个月 1 次，之后每年 1 次
	进展期及晚期胃癌：术后前 2 年，每 6~12 个月 1 次，之后每年 1 次
胃镜检查	在随访过程中，伴有临床指征或影像学检查发现异常时，建议行胃镜检查

◎ 术后胃癌会复发吗

胃癌的手术治疗是将肉眼可见的病变组织尽可能清除，术后根据患者病情需要再辅以化疗、放疗、靶向治疗或者免疫治疗等方式来清除肉眼无法发现或难以根除的残留病灶。如果癌细胞对上述治疗方式不敏感，则有复发风险。癌细胞可以通过血行转移、淋巴转移、种植转移等方式游走全身。因此，手术治疗后的胃癌患者仍需要按照医生的随访建议定期返院复查。一旦复查发现异常，应积极配合医生进行治疗以改善病情。

◎ 术后如何预防肿瘤复发和转移

肿瘤的复发和转移是需要时间的。在胃癌手术后，患者应该坚定抗癌决心，主动调养身体，坚持平衡饮食，积极配合治疗，坚持辅助治疗，提高免疫功能，改变不良生活习惯，定期随访复查，从而达到预防复发的目的。一旦发现复发，也能早发现、早诊断，争取早治疗。

◎ 复查期间肿瘤标志物升高意味着什么

复查期间肿瘤标志物波动不代表胃癌复发，若无明显临床病灶出现，则不必过度担心，医生会结合其他检查指标给出患者下一步的复查或治疗建议。

◎ 胃癌术后复发应该怎么办

恶性肿瘤具有一定的复发风险，但临床上依然有许多应对方式。

内镜下切除 这种治疗方式适用于前次内镜治疗后复发的患者。研究表明，这部分患者中 80% 以上（肿瘤侵袭范围较为局限）可以再次进行内镜下治愈性切除，且这部分患者复发的概率很低。

手术治疗 当复发的肿瘤已经超过内镜下切除指征，但未发生远处转移，手术治疗便是一种可选的手段。对于接受过胃大部切除术的早期胃癌患者，复发情况被称为"残胃癌"，总体发生率为2.9%。从生存的角度出发，复发后不接受手术的患者生存时间在半年左右，而接受手术的患者生存时间可以达到两年以上。手术可以有效切除复发病灶，达到缓解症状的目的。

姑息性治疗　对于无手术指征或手术获益不大的晚期胃癌复发患者，临床上更多采用全身化疗或局部放疗等手段以减轻患者的肿瘤负担，同时辅以舒缓治疗、临终关怀等方式，让患者有尊严地走完生命的最后一程。

◎ 术后饮食需要注意什么

　　胃癌患者通过手术切除了大部分胃或全部胃，由此带来了一系列病理生理改变，故需要对患者术后饮食进行调整。以下是胃切除术后的饮食建议。

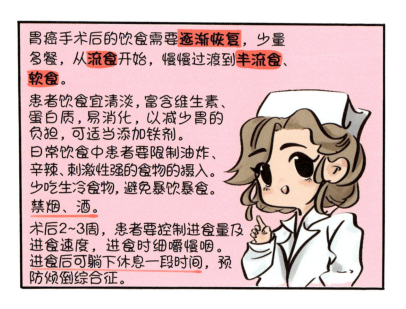

胃癌手术后的饮食需要**逐渐恢复**，少量多餐，从**流食**开始，慢慢过渡到**半流食**、**软食**。

患者饮食宜清淡，富含维生素、蛋白质，易消化，以减少胃的负担，可适当添加铁剂。

日常饮食中患者要限制油炸、辛辣、刺激性强的食物的摄入。少吃生冷食物，避免暴饮暴食。禁烟、酒。

术后2~3周，患者要控制进食量及进食速度，进食时细嚼慢咽。进食后可躺下休息一段时间，预防倾倒综合征。

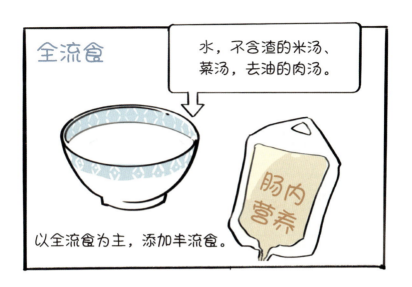

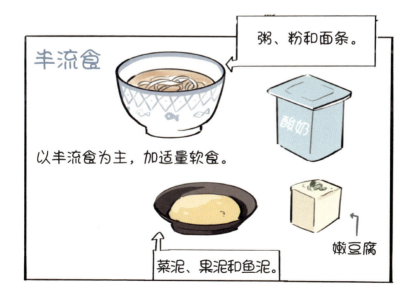

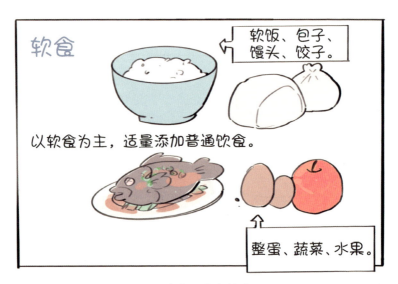
胃癌术后患者饮食

逐步过渡，细嚼慢咽 胃癌手术后需要进行消化道重建，患者在饮食方面需要特别注意，按照医生建议的方法逐步从流食、半流食，逐步过渡到软食、普通饮食。在食物种类和摄入量方面，应根据每个患者的适应情况进行个性化调整。胃切除术后患者还要特别注意食物应充分烹熟、用餐时细嚼慢咽，每一口食物建议咀嚼20～30下再咽下。

胃切除术后饮食过渡原则

时间	饮食类型
住院期间以医生每天的医嘱为准	全流食
	以全流食为主，加适量半流食
术后1～2周	半流食
术后2～4周	以半流食为主，加适量软食
术后1个月以上	以软食为主，加适量普通饮食

胃切除术后饮食类型举例

饮食类型	举例
全流食	水，不含渣的米汤、菜汤，去油的肉汤，肠内营养液等
半流食	粥、粉、面条、蛋羹、酸奶、嫩豆腐、菜泥、果泥、鱼泥等
软食	软饭、馒头、肉馅类食物（如包子、馄饨、饺子）、鱼肉、整蛋、鲜嫩的蔬菜和水果等
普通饮食	清淡、易消化、被充分烹熟的日常饮食

少食多餐、餐后平卧 胃切除术后应当遵循少食多餐的原则。术后早期，每天进食 6~10 次，每次以术前饮食的 1/4~1/3 为宜。经过 3~6 个月的恢复，患者的进食次数可以明显减少，但通常需要每天进食 4~6 次。

胃切除术后部分患者可出现餐后饱胀、恶心、出汗、心动过速症状，这可能是发生了倾倒综合征。发生过这种情况的患者除少食多餐外，还要注意减少主食的摄入，尽量不吃精炼糖（葡萄糖、蔗糖、麦芽糖等），餐后平卧 0.5~1 小时后再活动。

均衡膳食，不吃生冷 日常应摄入多种类型的食物，如新鲜的鱼、禽、蛋，各类新鲜蔬菜（菜叶、根茎、瓜果、菌菇等）、水果，以及全谷物、杂粮、奶和奶制品等。世界卫生组织建议每人每天应摄入 12 种以上不同食物，每周摄入 25 种以上不同食物（烹饪用的油和调料不算在内）。

胃切除术后患者主要饮食注意事项如下。

➢ 完全戒酒。

➢ 少吃畜肉（猪肉、牛肉、羊肉等）和各种肥肉，不吃腌制、熏制和罐头食品（酸菜、咸菜、腊肉、香肠、培根、火腿、午餐肉等）。

➢ 不吃生肉，如生鱼片、未全熟的牛排。

➢ 不吃刚从冰箱拿出来的冷食，冰箱拿出来的酸奶、水果可在室温下放置 30~60 分钟后食用。

定期复查，防治贫血和营养不良 胃切除术后患者容易发生铁和维生素 B_{12} 缺乏导致的贫血，可适当增加富含铁的食物（蛋黄、动物肝脏、动物血、红肉类、豆类、菇类等）和富含维生素 B_{12} 的食物（红肉、动物内脏、鱼、禽、贝壳类及蛋类等）的摄入，必要时可以通过药物补充上述营养素。

如果日常膳食摄入不足以维持体重和良好的营养状态，可每天额外补充肠内营养制剂 600~800mL；如果仍然不能维持，则需要及时到医院诊治。

胃切除术后饮食的管理不仅影响患者的营养状况，也对患者的长期治疗效果有很大影响。以上原则可作为术后饮食调整的参考，临床医生会根据患者复查结果及病情实际变化给予必要的调整和指导。

◎ **手术后多久可以拆线**

正常情况下，术后 7~10 天可以拆线。年老、贫血、低蛋白及合并糖尿病的患者手术切口愈合时间更长一些，医生会根据患者的具体情况适当延长拆线时间。

◎ 患者出院后还需要回到医院进行创口换药吗

出院前患者或家属应咨询医生创口愈合情况，如果完全愈合，则无须再返回医院换药。出院后创口出现问题，如有渗液、红、肿、热、痛等炎症现象时，应及时就医。出院时如果创口没有完全愈合，应遵医嘱按时返院或于当地医院换药、拆线。

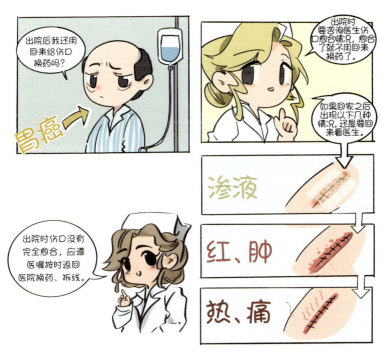

伤口换药的原则

◎ 胃癌术后如何进行自身观察

患者术后返回家中，若出现发热，创口局部红、肿、热、痛等感染症状，以及恶心、呕吐、呃逆、腹胀、腹痛、腹泻、肠梗阻、便血等胃肠道症状时，请及时就医。

◎ 什么是倾倒综合征

倾倒综合征是指胃切除术后，因胃排空过速，餐后出现胃肠道功能和血管舒缩功能障碍的一组综合征。也可由于胰岛素受刺激后大量分泌，导致低血糖综合征。部分患者可表现为进食后心慌、出汗、头晕、呕吐、上腹部饱胀等症状。患者在术后不要吃油腻、坚硬的食物，最好是以营养丰富和易消化的固体食物为主，而且一定要少食多餐，每日以 4~6 餐为宜，还应该避免食用过甜、过咸、过浓和辛辣刺激的食物。如果进食后出现不适，应该及时卧床休息，一般经过一段时间，在胃肠道适应和饮食调整后，这种症状可以完全消失或缓解。

◎ 术后为什么常有烧心感

术后患者由于上消化道结构发生变化，容易造成小肠液或胃液反流，引起反酸、胃灼热感。出现这种情况，可适当使用抑制胃酸、促进胃肠蠕动的药

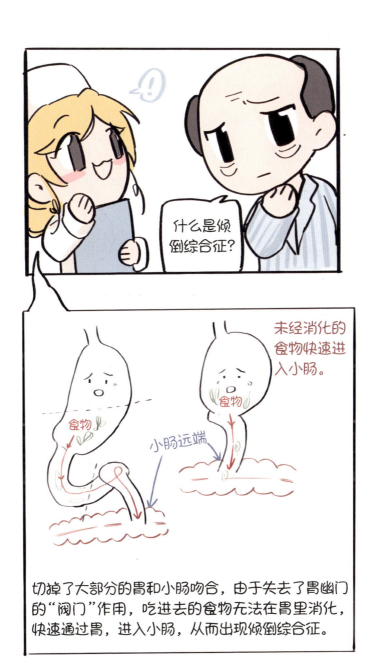

切掉了大部分的胃和小肠吻合，由于失去了胃幽门的"阀门"作用，吃进去的食物无法在胃里消化，快速通过胃，进入小肠，从而出现倾倒综合征。

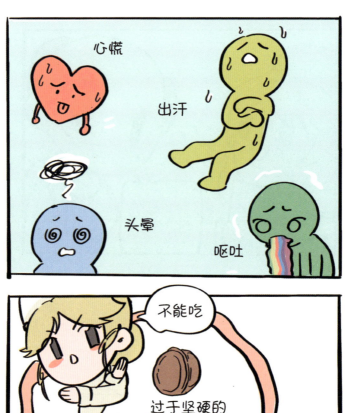

倾倒综合征

物，或胃黏膜保护剂。饮食方面注意以清淡易消化的食物为主，避免辛辣刺激的食物，饮食不要过饱，饭后不要立即平卧，戒烟、戒酒，避免服用对胃有损伤的药物。

◎ 进食后腹胀怎么办

胃癌术后患者本身的食欲就不太好，加上化疗的不良反应，胃口就会更差，常自觉饱腹感。出现进食后腹胀，首先要注意保护胃黏膜，避免进食高盐、过硬、过烫食物；其次，要少食多餐，定时定量，吃易消化的食物。食物要新鲜，多吃蔬菜和水果，增加优质蛋白的摄入量，不吃产气类食物。此外，患者可以适当增加运动，增强自身免疫力。

◎ 出院后便秘怎么办

患者可以多喝水、多吃蔬菜和水果、适当运动；养成定时排便的良好习惯，特别是饭后排便；必要时可以遵医嘱服用缓泻药。

◎ 如何居家护理营养管

应妥善固定营养管，防止滑脱、移动、扭曲和受压；保持管道通畅，防止营养液沉积堵塞管道；每次输注营养液前、后用 20～30mL 温水脉冲式冲管，若发现推注困难，可适量增加冲洗液量和冲洗频次。输注营养液时，应该严格控制输入营养液的温度、浓度和速度，温度应以接近体温为宜。若患者出现恶心、呕吐、腹痛、腹胀、腹泻和水、电解质紊乱等症状，应暂停输注营养液，及时就医。切忌随意经管道输注药物，若需要管饲给药，根据药理、药性，应先充分碾碎药物，待药物完全溶解后再注入。遵医嘱按时返院拔除营养管。

◎ **在家自制营养液需要注意什么**

1. 患者对蛋白质、脂肪、碳水化合物、微量元素、电解质的需求不同，应遵医嘱进行营养配比或添加医学营养补充剂以满足机体需要。

2. 营养液应在严格的卫生条件下配制，配制容器需要定期消毒。营养液应尽可能现配现用，避免污染。配制好的营养液应放置在 4～8℃的冰箱中保存，在 24小时内使用。如连续输注，每瓶营养液在冰箱外放置时间不要超过 6 小时。

3. 自制营养液不宜过于浓稠，不要添加膳食纤维，必要时可用筛网过滤，避免制剂变稠而堵管。

4. 输注营养液前后均要用温水脉冲式冲管。使用期间应每隔 4～6 小时以温水 20～30mL 脉冲式冲洗 1次，以防堵管。

5. 每日自我监测摄入及排出是否平衡以及体重变化情况，据此判断营养供给是否能够满足机体需要。

◎ 术后患者可以做哪些运动

术后运动需要循序渐进，适当运动有助于身体的恢复并可提高自身免疫力。患者可根据自己的喜好，结合自身体力恢复情况，选择散步、快走、慢跑、踢毽子、爬山、打太极拳等舒缓的运动方式来锻炼身体。散步时应选择空气清新的地方，时间以饭后、睡前为宜，距离以患者感到舒适为宜。打太极拳有舒筋活血的作用，非常有益于肿瘤患者的康复。同时要避免剧烈、增加腹压的运动，如高尔夫球、网球、羽毛球、足球、篮球，避免因碰撞而致不必要的伤害。

◎ 术后什么时候可以开始工作

术后患者一般可以完全休息3个月，但这不是固定不变的，休息时间主要根据工作情况和性质决定。基本原则：术后伤口恢复良好，体力基本恢复正常，可以胜任工作后就可以恢复正常工作，回归工作岗位。但患者应充分考虑自身的工作性质，如果是强体力劳动，最好还是避免；如果是在办公室工作，也不宜过度劳累。适当休息与睡眠有利于免疫力的恢复，可以降低感染风险。

◎ 术后多久可以旅游

术后当患者体力恢复时，可以适当进行运动，当体力完全恢复后，就可以恢复到生病前的生活状态，参加工作、外出旅游等。旅行过程中无论是乘坐轮船、飞机，还是火车，对伤口都不会产生影响，但应注意饮食卫生，尽量不改变饮食习惯。

◎ 胃癌会传染给家属吗

胃癌不会传染，但受肿瘤遗传因素及共同致癌因素的影响，研究发现与胃癌患者有血缘关系的亲属，其胃癌发病率较没有血缘关系者高 2～3 倍，一级亲属患胃癌的比例显著高于二、三级家属。尽管如此，一个人是否患癌不仅取决于遗传因素，还取决于接触的致癌物和促癌物的作用。因此，日常生活中应该注意养成良好的生活习惯，采取积极的预防措施，在某种程度上具有良好的防癌作用。另外，可以通过幽门螺杆菌筛查、血清蛋白酶原检测、胃镜检查等目前可行的筛查方法进行胃癌的筛查和随访，以达到早发现、早诊断、早治疗的目的。

◎ 术后有必要多吃营养品和保健品吗

患者术后切勿盲目进行食补和药补，如服用冬虫夏草、人参、鹿茸、胎盘、蜂王浆、灵芝粉，不要盲目相信所谓的"偏方"，更不应相信市面上宣称可以提高免疫力的保健品广告。盲目食用这些营养品和保健品不但会付出高昂的经济代价，且易因补治不当而贻误病情，甚至有可能导致癌症复发和转移。患者应该遵医嘱对症下药，科学进补。

◎ 术后如何提高自身免疫力

术后适量运动可帮助患者恢复体力，提高机体免疫力；相反，过量运动反而会削弱免疫力，因此运动应有度。同时，术后患者应该保持积极、乐观的心态，增强对抗疾病的信心。患者应把各种治疗视为解除自身疾患的手段，当食欲不佳时，可以把进食当成一种治疗，把食物当成药物，就会帮助患者克服许多原因造成的不想进食和食量减少的问题。

◎ 为什么要保持积极、乐观的心态

消极的心态易使机体处于紧张状态，对机体免疫机制产生抑制作用，使抗体分泌减少，从而影响免疫系统对癌细胞的识别和消灭功能。因此，经常保持豁达、积极的心态和良好的情绪，培养和维护健全的人格及提高社会适应能力，对于预防癌症的发生是非常重要的。日常生活中不要过多关注网上关于生存率、复发率等信息，这些对于个体来说没有任何意义，要放松心情。

8 胃癌患者化疗后护理

◎ **哪些情况不适合化疗**

　　患者一般情况差、恶病质、年老体弱无法耐受化疗；肝肾功能失代偿、骨髓功能低下；严重心血管、肺功能障碍；以往进行过多疗程化疗、大面积放疗、骨髓转移；严重感染、肾上腺皮质功能不全、有严重并发症等慎用或不用化疗。明显贫血、白细胞或血小板减少、心肌病变、感染、发热等情况亦不适合化疗。

◎ **化疗有哪些不良反应**

　　骨髓抑制　表现为白细胞减少、血小板减少、贫血等。

　　消化道症状　最初表现为口干，之后出现食欲减退、恶心、呕吐，还可表现为呃逆、口腔黏膜破溃、胃胀、腹胀、腹痛、便秘或腹泻，甚至表现为出血性腹泻。

　　黏膜损害　表现为口腔炎、口腔溃疡、食管炎、出血性膀胱炎等。

心脏毒性 表现为心肌损害、心电图异常、心律不齐、心功能异常、S-T段改变、T波异常，酶学检查出现LDH升高、CPK异常等。

神经毒性 表现为中枢神经障碍、末梢神经障碍。

皮肤损害 表现为皮肤角化、肥厚、色素沉着、皮疹、指/趾甲异常等。

其他 肝、肾功能损害，脱发等。

◎ 化疗对身体有伤害吗

化疗是用于治疗胃癌的重要手段，但并非所有胃癌患者均需要化疗，化疗适用于病理分期为Ⅱ期及以上的患者。化疗药大多数是细胞毒性药，通常通过口服或者静脉输注的方式给药。化疗属于全身性治疗方式，可以阻止癌细胞的增殖、浸润、转移。基于癌细胞具有无限且快速增殖的能力，化疗药可通过影响癌细胞的核酸和蛋白质结构与功能，直接抑制其增殖或诱导其凋亡。

由于化疗药对正常细胞也有一定程度的影响，尤其是处于生长、增殖阶段的正常细胞，所以化疗过程中有可能发生相应的不良反应。因此，胃癌患者在接受化疗前后均需要完善相应的检查来评估当前的身体状况。对于暂不合适化疗的患者，可以通过对症治疗后再次评估或选择其他治疗方式。

◎ 化疗药越贵效果越好吗

其实不然，药物的价格是由多种因素决定的。按照临床用药原则，只有对肿瘤有效、不良反应小且价格合理的药物，才算是好药。当然也存在部分价格昂贵，但效果也相对较好的药物，这就需要患者根据自己的经济实力量力而行，听从医生推荐，切忌盲目跟风。

◎ 化疗后恶心、干呕应该怎么办

化疗结束后有些患者会感到恶心，时常干呕但又吐不出来，这种情况通常会在化疗结束后持续 3~5 天。这时可在家遵医嘱使用止吐药以达到预防和治疗的目的。除药物治疗外，还可通过一些辅助手段减轻症状，如饮用增味的水或饮料、吃水果等。同时应尽量避开易导致恶心、呕吐的气味和物质，也可以走出房间散步、参加一些文体活动、呼吸新鲜空气等；做自己喜欢的事情，如听音乐等，转移注意力。同时，呕吐后需要及时漱口，清洁口腔。有义齿的患者要先取下义齿再漱口，以减少口腔异味，预防感染。

◎ 化疗后便秘应该怎么办

患者应与主治医生保持联系，说明大便干燥的原因，请医生来分析便秘的发生是否与疾病和治疗有关，如肿瘤压迫、某种治疗手段的影响等，然后遵医嘱用药。除此之外，还可以进行非药物性干预，如调节饮食，多吃一些粗粮和富含膳食纤维的食物，如玉米面、小米、芹菜、韭菜；适当多吃一些水果，如火龙果、西瓜；适量饮用蜂蜜水，达到润肠通便的作用；多饮水；适量运动。还可以由右向左顺时针按摩腹部，促进肠蠕动，增加排便次数。

◎ 化疗后腹泻应该怎么办

部分化疗药会导致患者出现腹泻（如伊立替康、卡培他滨）。化疗患者应记录自己腹泻的量、颜色及次数，遵医嘱给予止泻药，要重视腹泻程度和其他伴随症状，如发热或寒战、口渴、脉搏快、眩晕和严重腹痛。若腹泻严重（每天腹泻次数 >6 次，量多）并出现脱水表现（口渴、脉搏快），口服卡培他滨者应暂停服药，并至当地医院就诊。若腹泻次数较多，会刺激肛周皮肤，导致局部皮肤破溃，所以每次排便后需要用清水清洗肛门和骶尾部皮肤，用软毛巾擦干，保持局部皮肤的清洁、干燥；局部还可以涂氧化锌软膏；穿松软的棉质内衣。饮食上要注意食用对胃肠道刺激小的食物，不宜饮用含酒精或咖啡因等刺激性成分的饮料。少食多餐，忌食生冷，保证食材新鲜，不吃剩菜剩饭。

◎ 化疗后手指或脚趾有麻木感正常吗

癌症患者在使用化疗药后可出现手指或脚趾麻木和感觉异常现象，如奥沙利铂、紫杉醇可以引起外周神经感觉异常，主要影响痛觉和温度觉。出现此症状后，可以使用营养神经的药物；还可以用温水泡手脚以缓解麻木症状；适当做手足按摩、针灸治疗，可以加快康复进程。

日常生活中要注意手脚避免接触过热及过凉的物品，如打开水、拿热水杯、触碰金属门把手以及冷水洗手、洗澡。可以留指甲，先用指甲感知温度，以免因为手指接触物品反应慢而发生烫伤。避免接触锐器，如做针线活（十字绣）等，以免扎伤。

◎ 化疗后手指或脚趾出现红疹、脱皮、黑斑是怎么回事

化疗患者在使用化疗药后可出现手指或脚趾红疹、脱皮、黑斑等现象，为卡培他滨引起的手足综合征所致。在日常生活中，患者应减少手足部的摩擦，减少手足接触热水的次数，避免接触高温物品，穿合脚、松软舒适的鞋，在家里可以穿拖鞋，坐着或躺着的时候将手和脚放在较高的位置。可以涂润肤霜，保持皮肤湿润，有助于预防感染的发生，使病灶早日痊愈。

要避免抓挠皮肤，预防皮肤感染。如果瘙痒感强烈，可以涂抹炉甘石洗剂。洗浴时要减少洗浴用品的使用量，可以使用婴幼儿洗浴用品，减少对皮肤的刺激。避免在阳光下暴晒。

如果出现水疱，要请医务人员处理。出现脱皮时不要用手撕，可以用消毒的剪刀剪去掀起的部分。必要时应在医生的指导下使用药物治疗，也可以在医生的指导下口服维生素 B_6。大多数患者停药后症状可消失。

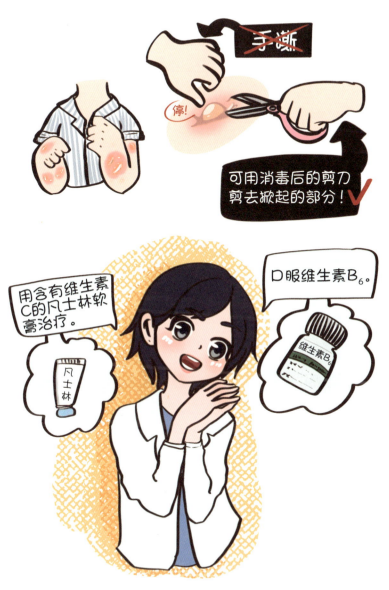

化疗手足综合征的处理方法

◎ 化疗后白细胞、血小板下降应该怎么办

化疗后出现白细胞和血小板下降是化疗最常见的不良反应，应根据骨髓抑制程度给予升白细胞和血小板的药物。白细胞降低时应减少外出和到人员密集的地方，因为此时患者的免疫力较低，容易发生感染。不要接触感冒的人，定时给房间开窗通风。若患者出现明显疲乏、发热等症状，应停止化疗，至当地医院就诊，必要时给予升白细胞、抗感染治疗。血小板下降容易发生出血，所以要注意进软食和使用软毛牙刷刷牙，以免造成口腔损伤；保持大便通畅；少活动、慢活动、避免磕碰。患者应随时观察皮肤有无出血点及出血倾向，如出现头痛、恶心等症状，应及时就医。

◎ 有哪些减轻化疗后口腔黏膜炎的方法

多种化疗药可以引起口腔黏膜炎（口腔溃疡），此时保持口腔清洁、润滑和控制疼痛很重要。除有效的医疗干预外，还应积极采取以下预防措施，改善患者的生活质量。

用生理盐水或碳酸氢钠溶液每日多次漱口（避免使用市面销售的漱口液，因为其酒精含量较高，容易刺激口腔黏膜）。保持口腔湿润、清洁，饭后及睡前用软毛牙刷或海绵牙刷刷牙（去掉义齿）。

避免进食粗糙、尖锐、辛辣、酸性食物以及过冷、过热的食物（如热咖啡、冰激凌）等。

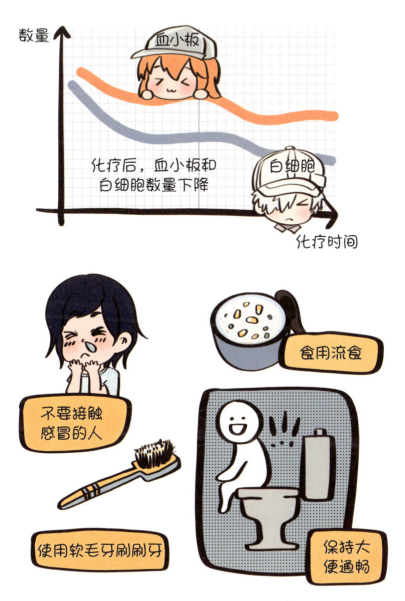

数量

血小板

化疗后，血小板和
白细胞数量下降

白细胞

化疗时间

食用流食

不要接触
感冒的人

使用软毛牙刷刷牙

保持大
便通畅

白细胞和血小板下降的处理方法

101

◎ 化疗期间需要忌口吗

化疗期间不需要忌口，在健康饮食的前提下，患者可以想吃啥就吃啥。常言道："五谷杂粮不可偏，粗细调膳保平安。"但饮食也要因人、因病、因治疗方法而定，应该注意个性化调整饮食结构。一般而言，患者主要以高蛋白、高热量、高维生素饮食为主，主张食材的多样化，均衡饮食，以补充化疗对身体的消耗。不食用烟熏、含有亚硝酸盐的食物；少吃油炸、辛辣、腌制食物；不吸烟、不饮酒；忌暴饮暴食。

◎ 化疗反应越大说明疗效越好吗

目前尚无相关性研究，每个人体质不同，化疗反应也不相同。但化疗反应越小，对于患者来说越能轻松应对剩余疗程。

◎ 化疗间歇期需要注意什么

大部分化疗药有导致骨髓抑制的作用，骨髓抑制首先表现为中性粒细胞和白细胞减少，继而血小板减少，严重者可出现全血细胞减少，从而表现出易感染、出血、贫血等症状。因此，化疗间歇期患者回到家需要每1~2周做一次血液生化检查，根据检查结果酌情使用升白细胞和升血小板药物。同时应避免到人群密集的地方，家里定时开窗通风，预防感染。

◎ 化疗结束后患者如何安排自己的生活起居

化疗结束后，患者合理安排自己的日常生活起居可以增强治疗效果，具体建议如下。

1. 起居有序，按时就寝、按时起床，规律生活。

2. 饮食有节，定餐、定量，饮食多样化，忌暴饮暴食。

3. 保证清洁卫生，勤洗澡、勤换衣，仪容整洁有助于建立自信心。

4. 坚持运动，量力而行，循序渐进。

5. 保持情绪稳定，积极、乐观，避免悲观、烦躁等不良情绪。

6. 戒除不良嗜好，如吸烟、酗酒。

尾声：饭盒的等待

　　经过医疗团队的精心治疗，刘叔、小鹏哥和李大爷各项指标均恢复正常，已达到出院标准，这三位在一个"战壕"里共同对抗疾病的"战友"打算在同一天办理出院手续。

　　李大姐一早提着满满当当的土特产来到病房，逢人就派送烟台苹果和莱阳梨，希望让其他患者沾沾李大爷病情得到控制的喜气，见医生在查房，便神秘兮兮地提着个方盒子向 5 号病房走去，看到大伙儿都在，方盒子的谜底才被揭晓——"来来来，尝一尝我刚采摘的草莓，还沾着露水"，大家都垂涎欲滴。护士长递给刘叔三人几张便签，邀请他们留下出院感言。

　　李大爷最先心领神会："告别吞云吐雾，不可嗜酒如命"几个大字映入大家的眼帘。刘叔依然扮演着"气氛组"的角色，大笔一挥写下了"腹腔镜手术比开放式手术舒服多了，没想到我也能不害怕手术，感谢医护同志的付出"几行字。小鹏哥借了支彩笔，在写下"远离熬夜加班，强身健体，为祖国健康工作一百年"之后，还画了个栩栩如生的胃的形象。

在小鹏哥的鼓舞下，大家满怀憧憬，肩并肩地站在一起，拍摄了一张"全家福"，照片里每个人的笑容都令人动容。

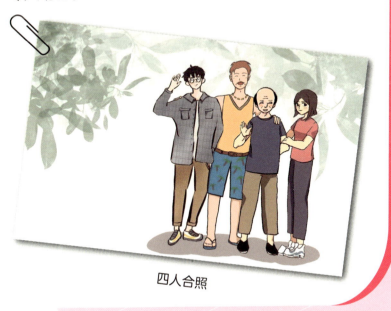

四人合照

一向刀子嘴豆腐心的护士长在分别的时刻显得有些不舍，和陈医生一道与刘叔三人依依惜别："保重啊！我们好好为患者治病，你们回家后要好好吃饭，别让家里的热饭热菜变成一个个饭盒的等待，办完出院手续到家记得报平安。"

　　目送他们离开，5号病房又恢复了往日的宁静，陈医生和护士长相视一笑，看了看表，摸了摸肚子，陈医生半开玩笑地说："距离正常下班时间已经过去好久了，趁着现在还没有新患者，咱们不如先去值班室，冰箱里的饭盒已经催我们开动啦！"护士长道："妙啊，咱们这就去补充能量。"

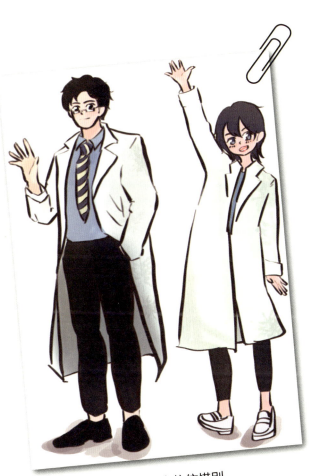

与大家依依惜别